炭水化物が人類を滅ぼす
【最終解答編】
植物vs.ヒトの全人類史

夏井睦

光文社新書

はじめに

前著『炭水化物が人類を滅ぼす』（光文社新書）の冒頭で、私は「50代後半のオッサンが糖質制限半年で11キロの減量に成功し、腹囲も10センチ減った」と書いたが、じつは現在もスリム体型を維持している。本書の執筆中に還暦を迎えたが、体重は12キロ減の58キロのまだし、ジーンズはユニクロの28インチのスリム・スキニーだ（同社のメンズ・ジーンズで一番細いタイプである）。

体調は絶好調であり、風邪一つひいたことがない（風邪をひいていることに気が付かないほどのバカ、という可能性もゼロではないが）。健康診断の血液検査はどれも異常はなく、特に肝機能は、休肝日なしにもかかわらず完璧に正常値であり、二日酔いになったことは一度もない。

そしてこの間、糖質制限を取り巻く社会の状況も大きく変化した。

私は2011年12月に個人サイト『新しい創傷治療』で糖質制限について書き始めたが、当時、糖質制限は糖尿病の治療法の一つであって、一般にはほとんど知られていなかった（実際、私は2011年11月まで糖質制限という言葉を知らなかった）。

しかし、2012年1月頃から、ネットを中心に「メタボ中年オヤジでも短期間で確実に痩せる驚異のダイエット法」と話題になり、糖質制限を実践する人が増え、糖質制限に関するインターネットサイトやブログが一気に増え、情報が飛び交うようになった。同時に、私の糖質制限の師匠である江部康二先生（京都・高雄病院）の著書が爆発的な勢いで売れ始めた。どうやら、糖尿病ではない人がダイエット目的に購入したらしい。

そして2013年10月に、前著『炭水化物が人類を滅ぼす』を刊行。2014年1月から、私はテレビのバラエティ番組などに出演するようになったが、その頃から糖質制限という言葉はマスコミでたびたび取り上げられるようになった。

それでも、2014年上半期は、糖質制限に批判的、懐疑的なマスコミ記事が多く、「糖質制限は危険」という新刊書も何冊か出版された。しかし同年下半期になると、テレビで糖質制限の討論番組を企画しても、討論相手（＝糖質制限批判派）が見つからない、いてもテレビに出たがらない、という状態になった。

２０１５年になると「ダイエットの基本は糖質（炭水化物）制限」という記事をよく目にするようになり、同時に、糖質制限やローカーボ（低炭水化物食）の解説本、レシピ本は、毎月のように新刊が出版されたが、一方で、新たな糖質制限批判本はほとんど出版されなくなった。

この変化に歩調を合わせるように、糖質ゼロの第三のビールや、糖類ゼロの缶酎ハイの新商品が次々と発売されてコンビニやスーパーの定番商品となり、低糖質食品（麺類、パン、スイーツなど）も次々と販売された。消費者の商品選択の基準の一つに「糖質オフ・低糖質」が定着したのだろう。

また、低糖質メニューを提供するレストランも次第に増えているし、長崎ちゃんぽん最大手のチェーン店では「麺なしちゃんぽん」が人気商品である。「麺の代わりに豆腐」が選べる「行列のできるラーメン名店」まで登場し、テレビのニュース番組が特集を組むようになった。

私が一番最初にテレビのバラエティ番組に出演したのは２０１４年1月だったが、その際、「これから糖質制限をしてみようという人はいらっしゃいますか」という私の問いかけに、挙手した人は50人中たった数人だったことを思い出すと、まさに隔世《かくせい》の感がある。

さて、本書は４つの部分に分かれている。

「糖質制限の紹介」「糖質制限アンケートの分析」「前作で未解決だった問題を解明」「糖質制限から見えてくる初期人類の姿」である。

最初の３つはいいとして、問題は、最後の「初期人類（先史人類）の姿」だ。なぜ、初期人類の研究者でもない私が初期人類について書こうと思ったのか。

じつは糖質制限について考えていく上では、初期人類の食は避けて通れない問題だ。だから私は、初期人類についての本を手当たり次第に読んで勉強したが、次第に違和感を感じるようになった。後述するように、初期人類は「糖質摂取ゼロ」生活だったのに、糖質ゼロでは絶対に起こりえない生理現象を大前提にして書いてあるからだ。

要するに、糖質を摂取している現代人と、糖質摂取ゼロの初期人類は、全く別物なのだが、過去の初期人類に関する研究書にはこういうおかしな部分が少なくないのである。

これに気が付くのは、「糖質制限をしていて、かつ、初期人類についての知識が（多少）ある人間」だけである。となれば、私がしゃしゃり出てもいいだろう。この2つの条件を（一応）満たしているのは、現時点では、世界広しといえども私くらいのものだからだ（……たぶん）。

今なら、大風呂敷を広げて大胆な仮説を発表しても、「糖質を食べている初期人類専門家」から反論を食うことはそうそうないだろう。糖質制限をしている人しか知らない事実に基づいて書いているからだ。

とはいっても、グズグズしていたら糖質制限はさらに広まり、「糖質制限をしている本物の研究者」が登場しかねない。そうなったら手遅れだ。そういう事態にならないうちに本書を書き上げなければいけない。

じつは、これこそが本書執筆の最大の動機だったことは、永遠の秘密としておきたい。

炭水化物が人類を滅ぼす【最終解答編】　目次

Ⅳ ドーパミンから全生命史・全人類史を読み直してみる

Ⅵ 植物に操られるヒト 229

Ⅶ 穀物摂取によるヒトの体の変化 244

Ⅰ　糖質制限について

1. 痩せるなんて簡単だった

まずは前著の補完的復習である。糖質制限とは何か。読んで字の如《ごと》く、「糖質」と呼ばれる一群の食物成分の摂取量を減らすことだ。

なぜ、糖質摂取量を減らすのか。理由は、そうするだけで、ほとんどの人は、次に示すように、まるで生まれ変わったかのごとく体調が良くなるからだ。

●大多数の人は短期間で体重が減り、メタボ腹が凹《へこ》んでスマート体型になる。

●不眠症やうつ症状が治る。
●高血圧、高脂血症が治る。
●肝機能が良くなる。
●歯周病が治る。
●思春期のニキビが治る。
●肌のさまざまな不調（脂漏性《しろうせい》皮膚炎、アトピー性皮膚炎など）が改善する。
●花粉症の症状が軽くなる。
●食後の眠気がなくなる。
●頭がスッキリして、脳みそがバージョンアップしたような爽快感が得られる。
●子どもは集中力が増して成績がアップする。
●子どもがキレなくなる。

逆に、糖質制限で体調が悪くなったという人はほとんどいない。糖質制限をしているのになかなか痩せない、という人もいらっしゃるが（残念なことに女性に多いようだ）、そういう人でも体調は確実に良くなるのだ。

唯一の予期せぬ副作用は、服がダボダボになって合わなくなり、買い直さざるをえなくなることだ。この出費はちょっと痛いが、「若い頃のスーツがまた着られるようになって嬉しい」と前向きに考えて欲しい。そして何より、痩せると、若者向けの低価格ブランドでも格好良く着こなせるようになるのだ。肥満者が安物を着ると貧相に映るが、痩せると安物でもオシャレに見えるのだ。そしてさらに、若者向けピチピチ系ブランドの服も似合うようになる。

要するに、糖質制限とは、糖質により損なわれた健康不調から脱却して、本来の健康を取り戻すための健康法・食事法であり、その一環として「体重が本来あるべき値に戻る」と考えるとわかりやすい。

ダイエット法は掃《は》いて捨てるほどあるが、それらと比較すると、糖質制限の優位性は明らかだ。糖質制限は努力なしに簡単に行なうことができ、糖質制限を続けている限り、体重が元に戻ることもメタボ腹になることもない。つまり、リバウンドがない。

糖質制限では高価なサプリメントは必要ないし、ハードなトレーニングや運動も必要ない。値段の高い食品を買い求めなくてもいいし、それどころか、コンビニで買える食品で今からでもすぐに始められるし、激安系居酒屋チェーン店でも完璧な糖質制限食が食べられる。油

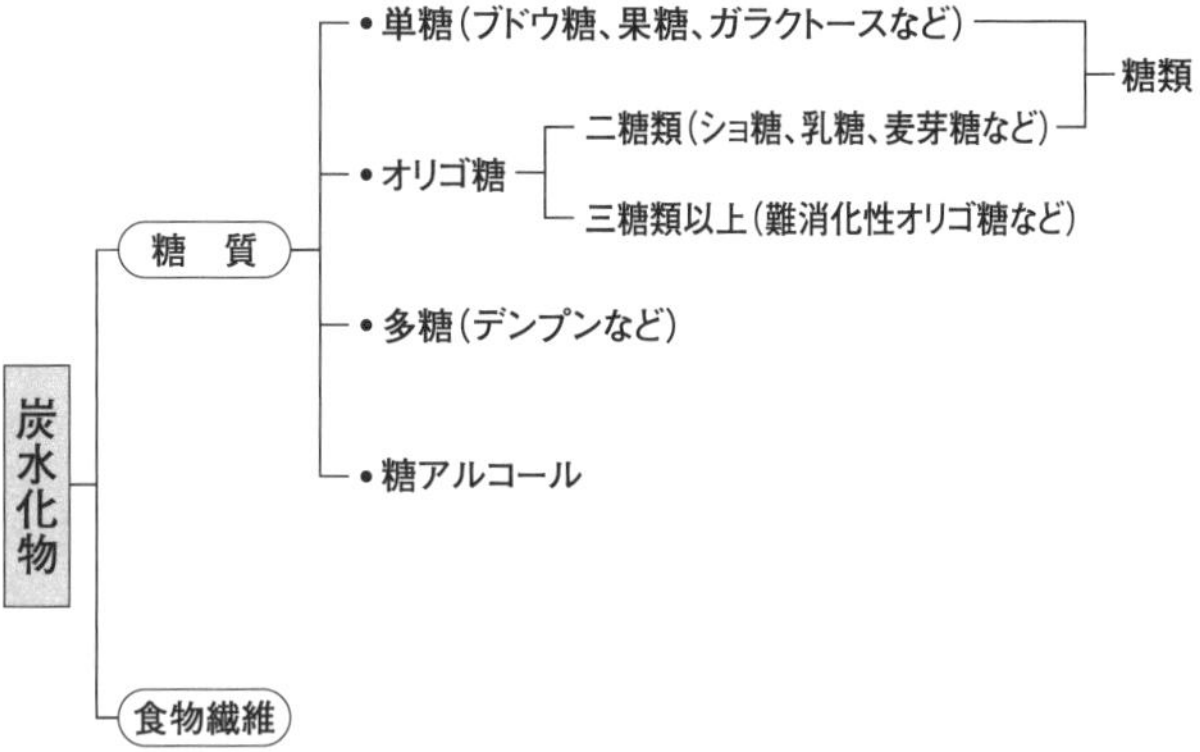

図1-1　炭水化物の分類

っこい揚げ物も食べていいし、糖質が含まれていないお酒なら健康を害さない範囲であればいくら飲んでもいい（糖質制限で肝機能が良くなるから）。

ダイエット法としてのハードルの低さにおいては、まさにこれより低いハードルは存在せず、お気楽さと容易さで他の追随《ついずい》を許さないのが糖質制限だ。

2．糖質とは何か

糖質とは炭水化物の一部であり、炭水化物のうちの食物繊維以外のものと定義されている。炭水化物の分類法にはまだ定まったものがなく、用語も一部混乱しているようだが、

一般的には前ページの図のように説明されている（図1‐1）。つまり、

●「炭水化物」＝「糖質」＋「食物繊維」

●「糖質」＝「単糖」、「オリゴ糖」、「多糖」、「糖アルコール」

という関係になる。また、「糖類」というのは単糖類と二糖類の総称である。

ちなみに、糖質を含まないお酒としてコンビニなどに並んでいるのが、糖類ゼロの缶酎ハイと、糖質ゼロの第三のビールだが、二糖類と単糖類を含まないのが「糖類ゼロ」、二糖類、単糖類に加えてオリゴ糖も多糖も含まないのが「糖質ゼロ」だ。また、消費者庁の栄養表示基準によると、糖質ゼロ飲料とは「飲料100ml当たりの糖質量が0・5g未満のもの」となっていて、糖質ゼロと表示されていても、完全にゼロというわけではないようだ。

単糖類は、ブドウ糖（グルコース）、果糖（フルクトース）、ガラクトースなどであり、二糖類はショ糖（いわゆる砂糖）、麦芽糖、乳糖などだ。二糖類を分解（加水分解）すると、次のように2分子の単糖になる。

●ショ糖＝ブドウ糖＋果糖
●麦芽糖＝ブドウ糖＋ブドウ糖
●乳糖＝ブドウ糖＋ガラクトース

ちなみに血糖値とは、血液中に溶け込んでいるブドウ糖の濃度のことである。

問題は、「どの炭水化物が血糖を上げるか」だ。なぜかというと、高血糖状態が続くと全身の血管内皮を傷付け、さまざまな障害を引き起こすことがわかっているからだ。

たとえば、酸化ストレスは血管内皮の機能低下を起こして動脈硬化や心筋梗塞の原因になるが、酸化ストレスの原因の代表格が高血糖なのだ（他の原因には喫煙や活性酸素がある）。

また、糖尿病合併症を起こす原因物質であるＡＧＥ（終末糖化産物）は、血管内のブドウ糖とタンパク質が結び付くことで生成されるため、血糖（＝ブドウ糖）が過剰であればあるほど多くのＡＧＥが作られ、深刻な合併症が引き起こされることになる。

さらに、高血糖はインスリンの分泌を促し、インスリンは血液内のブドウ糖を中性脂肪に変えるため、肥満の原因となる。

要するに、血糖値が上がることは諸悪の根源であり、血糖が上がっていいことは一つもな

	血糖上昇
食物繊維	無
デンプン	**あり**
難消化性オリゴ糖	無～低
糖アルコール	無～低
ショ糖（砂糖）	**あり**
乳糖	無～中
麦芽糖	中
ブドウ糖	**あり**
果糖	無～低
ガラクトース	無～低

表1-1　各種炭水化物摂取後の血糖値の変化

いのだ。

各種炭水化物による血糖値の変化を表にまとめてみた（表1-1）。

これを見ると明らかだが、血糖値を上げる作用が強いのはデンプン（後述するように血糖値を上げるのは加熱したデンプンである）、ショ糖、そしてブドウ糖であり、それ以外では乳糖も血糖値を上げるが、その程度はデンプンやブドウ糖に比べればマイルドだ。それ以外の炭水化物には血糖上昇作用はないか、あっても軽微であり、気にする必要はなさそうだ。

つまり、制限すべきターゲットは、加熱デンプン、ショ糖、そしてブドウ糖のみとなり、これらの摂取を可能な限り少なくするというのが糖質制限の基本的な考え方だ。

ちなみに、糖質制限は「炭水化物オフダイエット」とか「低炭水化物ダイエット」と呼ばれることがあるが、これは厳密な意味では正しくない。制限すべきターゲットは炭水化物全てではなく、糖類と加熱デンプンだけだからだ。食物繊維には血糖を上げる作用がないため、炭水化物ではあっても制限する必要はない（健康のためには食物繊維は積極的に摂取すべきである）。

しかし、「糖質」や「糖質制限」という語句は、最近でこそ一般に広まってきたが、数年前までは栄養学でしか使われない専門用語で一般的ではなかった。一方、「炭水化物」という言葉については、「ご飯やパンや麺類」というイメージが一般に広く定着している。だから、炭水化物という言葉を使って糖質制限を説明するのは戦略的に正しい選択となり（ちなみに筆者の前著のタイトルはまさにこの戦略で決まった）、一般の人も、「糖質制限」より「炭水化物オフ」の方が、実際の食事をイメージしやすいはずだ。

たとえていえば、サメは厳密にいうと魚類ではなく軟骨魚類だが一般には「魚」に含めた方がわかりやすいし、クモやダンゴムシは昆虫ではないが「虫」と総称するようなものだ。

いずれにせよ、科学的には「糖質制限」という言い方が正しく、糖質制限という語句が一般化すれば、いずれ「炭水化物オフ」という呼び名は次第に使われなくなっていくことになるだろう。

3．食べていいもの、ダメなもの

糖質制限の基本的な考えは「血糖を上げる（＝インスリンを分泌させる）ものは摂取しない」であり、三大栄養素（炭水化物・タンパク質・脂質）のうち、制限すべきは炭水化物のみで、タンパク質と脂肪は基本的には好きなだけ食べてよい。

ちなみに厳密にいえば、タンパク質はインスリン分泌を少しだけ増加させるが、糖質摂取後のようなインスリン・スパイク（インスリンの急激な分泌上昇）ではないため、私は気にせずに多食している。

【食べてもいいもの、食べるべきもの】

◆肉類
◆魚介類
◆脂質類
▽バター、ラード、オリーブ油は摂取すべき
▽マーガリン↓摂取すべきでない

脂質に関しては、過去の常識は通用しない。昔は「動物性脂肪は体に悪い。植物油はヘルシーで健康に良い」が常識だったが、現在では「動物性脂肪はヘルシーで体にいい。植物油は健康に有害なものが多い」と逆転している。

すなわち、動物性脂肪（豚脂〈ラード〉、牛脂、鶏脂、バター）は、健康のためには積極的に摂取すべきであり、これらが肥満の原因となることはない。逆に、植物油にはトランス脂肪酸（製造過程で生成される脂肪酸で、動脈硬化や各種生活習慣病の原因となる）を含む製品が多い。

トランス脂肪酸の多い食品には、サラダ油、マーガリン、ショートニング、ファットスプレッド（食用油脂の割合が80％未満のマーガリン類）、マヨネーズなどがあり、これらで作

られた菓子（ポップコーン、クッキー、ドーナツ、クラッカー、パイ、ポテトチップスなど）や、ファストフード（ピザ、フライドポテトなど）には、トランス脂肪酸が多く含まれている。これらは同時に高糖質食でもあるので、二重の意味で摂取すべきではない。

◆野菜類↓次のものは好きなだけ食べていい

▽葉物野菜全般
▽ブロッコリー
▽大豆
▽もやし
▽キノコ類全般
▽海藻類全般

「炭水化物には食物繊維も含まれるので、炭水化物オフダイエットは食物繊維不足になる」と反対する専門家がいるが、食物繊維はキノコや海藻から十分に摂取できるので問題はない。

◆果物類
　▽アボカド
　▽種実類（ナッツ類）
　・アーモンド、クルミ、ピスタチオ、ピーナッツは糖質が少ない
　・クリは糖質が多い
◆蒸留酒と一部の醸造酒↓好きなだけ飲んでよい（！）
　▽蒸留酒
　・ウイスキー
　・ブランデー
　・ウォッカ
　・テキーラ
　・ラム
　・焼酎（芋焼酎、米焼酎、泡盛は全て糖質ゼロ）
　・その他の蒸留酒全て（ジン、アクアビット、白酒など）
　▽一部の醸造酒

・糖質オフの第三のビール
・糖質オフの日本酒
・フルボディの赤ワイン、辛口の白ワイン

【摂取を避けるべき食品・食材】

◆穀物（＝主成分はデンプン）→絶対に避けるべき食品
▽コメ
・白米
・玄米
・餅
・お菓子（あられ、せんべいなど）
▽小麦
・パン
・麺類（ラーメン、うどん、パスタ）

・ピザ生地、餃子の皮、春巻の皮
・お菓子（ケーキ、クッキー、ドーナツなどお菓子全般）
・お好み焼き、たこ焼き、もんじゃ焼きなど

玄米は、白米ほど急激ではないが血糖値を上げるので好ましくない。

また、小麦は目立たないところで料理や食品に使われている点が厄介だ。カレーやシチューのルー、フランス料理のソース、ハンバーグや練り物のつなぎ、揚げ物の衣は小麦粉であり糖質である。

▽トウモロコシ
・お菓子（さまざまなスナック菓子）
・ブドウ糖果糖液糖
・コーンスターチ
▽ソバ
・蕎麦

・蕎麦粉（クレープなど）
◆野菜類↓以下のものは摂取を控える
▽根菜類など
・レンコン
・ニンジン
・カボチャ
・にんにく、ゆり根
▽タマネギ
▽トマト
▽芋類
・ジャガイモ（デンプンが極めて多い）
★ジャガイモを使った料理全て
★ポテトサラダ、フライドポテト
★お菓子（ポテトチップスなど）
★ブドウ糖果糖液糖

・その他の芋類

デンプンは加熱されて初めて糖質になり、非加熱デンプンは消化も吸収もできないため食物繊維である。最近の野菜には、品種改良によって糖度（＝ショ糖含有量）の高いものがあり、これらは生で食べても血糖が上がるので注意が必要。

◆砂糖↓絶対に避けるべき

▽お菓子全般
▽調味料としての砂糖（例：焼肉のタレ、すき焼き、さまざまな和食・中華料理の味付け）
▽清涼飲料水のほとんど全て
▽スポーツ飲料のほとんど全て
▽栄養ドリンクのほとんど全て

合成甘味料については、「完全に無害ではないが、砂糖に比べればはるかに害は少ない」

と考えている。砂糖は通常の摂取量で肥満、糖尿病、歯周病などの原因となるが、合成甘味料は、砂糖より甘味が強いために摂取量は少なくなり、動物実験で起きて問題とされたような異常（大量・長期摂取で発生）は生体では起こりにくいと考えられる。

◆果物→果糖は速《すみ》やかに皮下脂肪になり肥満の原因になるので避けるべき
　▽果物全般（例外はアボカド）
　▽ドライフルーツ全て（生の果物より糖質が多い）

「必須栄養素であるビタミンC摂取のために果物は必要」と説明する専門家もいるが、私は賛同しない。私は過去6年間、果物をほとんど食べていないのに、何の不調もないからだ。また、「体内で合成できず、食品から摂取しても体内に貯蔵もできない物質（＝ビタミンC）」が生命維持に必須、というのは論理的に不合理だ。

ヒトは抗酸化剤である尿酸を体内で作れるようになったため、ビタミンC合成能は不要になったのではないだろうか。

◆醸造酒→糖質が多いので避けるべき

▽ビール

▽日本酒

▽紹興酒、マッコリ

▽甘いリキュール、カクテル

▽甘い白ワイン、ライトボディ・ミディアムボディの赤ワイン

コメや芋から作った醸造酒は糖質を含むのに、それらを蒸留して作った蒸留酒（米焼酎、芋焼酎）に糖質が含まれないのは、エチルアルコールと糖質を溶かし込んだ水の沸点の違いによる。エチルアルコールの沸点は78・3℃、糖質入りの水の沸点は１００℃以上であるため（沸点は糖類の濃度によって異なる）、１００℃以下で沸騰させるとエチルアルコールのみを分離できて、糖質は含まれなくなる。

4．被災地では肥満が増えた

糖質摂取で太る理由は単純明快だ。デンプンを例にとると次のようになる。

［デンプンを摂取］

←

［唾液中のアミラーゼでデンプンが麦芽糖に変化］

←

［小腸内のアミラーゼで麦芽糖がブドウ糖に変化］

←

［小腸壁からブドウ糖が吸収されて血管内に入り、血糖値が上昇］

←

［血糖値上昇を受けて膵臓《すいぞう》がインスリンを分泌］

←

［インスリンの作用で余分なブドウ糖は中性脂肪に変化］
←
［中性脂肪は脂肪細胞に取り込まれる］
←
［太　る］

要するに、血糖値の上昇が肥満をもたらすのだ。血糖値が上がったからインスリンが分泌され、インスリンはその本来の機能である「ブドウ糖を中性脂肪に変換する作業（これについては別項で詳しく説明する）」を遂行しただけなのだ。

逆にいえば、血糖値の上昇が起こらなければ、インスリンは分泌されることはないし、中性脂肪の原料となる余分なブドウ糖がなければ、太ることもない。

また、脂質とタンパク質は血糖値を上げないため、これら単独では肥満の原因にはならない。

これを図らずも国家レベルで実証実験してしまったのが、スウェーデンだ。

以前は「肥満の原因はカロリーの過剰であり、カロリーを減らすためには脂肪摂取を減らさなければいけない」というのが世界的な常識だった（悲しいことに日本では現在でも常識である）。それを受けて、スウェーデンでは１９８５年から、国民の健康増進のために国家レベルで脂肪摂取制限が行なわれ、15年間でバターの消費量は半分以下になった。

しかし、この期間に国民の肥満率は逆におよそ1・5倍に増加し、糖尿病患者も増えてしまった。つまり、脂肪摂取の減少と肥満・糖尿病の増加が同時進行したわけだ。原因は、脂肪摂取量を減らすために「低カロリーな炭水化物」の摂取量が増えたことにあった。

この苦い経験をもとに、「肥満と糖尿病の原因は、脂肪でなく炭水化物ではないか」と考える医師が現れ、炭水化物摂取を減らす食生活が提唱され、その結果、肥満と糖尿病は減少した。現在ではスウェーデンの国民の４人に１人は糖質制限をしているという。

極端に糖質に偏った食生活が短期間で肥満者を増加させることは、２０１１年に東北地方を襲った［3・11（東日本大震災）］で観察されている。

福島県や福島県立医科大学が、県内の成人や小学生を対象とする大規模な調査を行なったが、大人でも子どもの間でも肥満者が増えたのだ。

同様に、宮城県や岩手県で被災して避難所生活をした知人たちも、「避難所で太った」と口を揃《そろ》えて証言している。

また、2016年の熊本地震でも、小学生に肥満と齲歯《うし》（虫歯）が増加したことが確認されている（「学校保健統計調査」）。

肥満増加の原因について、避難生活・避難所生活による運動量の減少が原因とする専門家が多いが、これでは齲歯の増加は説明できない。齲歯と肥満の増加の原因は糖質摂取量の増加が原因だろう。私は［3・11］は茨城県で被災して、ライフラインが途絶えた病院で1週間生活したが、運動量は変わらないのに太ったことを記憶している（ちなみに当時はまだ糖質制限はしていなかった）。

避難所での食べ物は、炊き出しのおにぎりや自治体が備蓄していた食料が中心となるが、備蓄食といえば、レトルトご飯、アルファ米、乾パン、備蓄パン、ビスケット、クラッカーなどである。筆者は［3・11］当日の夕方、病院近くのコンビニに行ってみたが、おにぎり、パン、菓子パン、カップ麺、サンドイッチ、お菓子の棚は見事に空だった。皆がコメやパンを買い求めたためだ。

その後、避難所には全国から救援物資が届き始めたが、真っ先に届いたのはパン、カップ麺、お菓子、そしてジュース類だったし、物流が再開してコンビニに真っ先に届いたのも、おにぎり、パン、サンドイッチ、カップ麺だった。まさに糖質のオンパレードである。

これが被災地での食事であり、糖質を食べるしか選択肢はないのである。端的にいえば「太るための食事」であり、この食事で太るなという方が無理なのだ。

余談であるが、災害時の糖質セイゲニスト（糖質制限をしている者という意味の筆者の造語）の食事については、ライフラインが壊滅するような災害に遭遇しても、近くにコンビニかスーパーがあれば糖質制限は続けられる。災害時に最後まで売れ残るのは、酒と酒のツマミ（チーズ、サラミソーセージ、ナッツ類）だからだ。要するに、ご飯のおかずにならないミックスナッツやサラミを買う被災者はいないので、これらはほぼ確実に手に入るはずだ。

5．ダイエットは「痩身法」にあらず

一般的には、ダイエット（diet）とは、「体重を減らしてスマートな体型になること」であるが、じつは英語の「diet」には「痩身」という意味はない。

「diet」の語源をたどると、「生活習慣、生き方」という意味の古代ギリシャ語「diaita」に行き着く。これが、「日々の仕事、日々の食事」という意味の中世ラテン語の「diēta」にな

り、英語の「diet」の語源となったようだ。

つまり、もともとのダイエット（diet）の意味は、「生き方・生活習慣（食習慣）」であり、「痩せること」ではないのである。

ちなみに、英語の「diet」には「国会」の意味もあり、この場合は「the Diet」という表記になる（日本の「国会議事堂」の英訳は「the Diet Building」）。こちらも由来は中世ラテン語の「diēta」で、「日々の仕事」の意味から派生したものらしい。

さて、この英語の「diet」の本来の意味と同様のことが、「糖質制限」についてもいえる。すなわち、「糖質制限」は一般的には「体重を減らすための食事法（痩身ダイエット法）」と考えられているが、その本質は、

●糖質に支配された人生を自分の手に取り戻すこと
●糖質により損なわれた健康を取り戻すこと
●食べ方を変えることでライフスタイルを変えること

なのだ。つまり、これまで糖質に依存してきた生活を、糖質に依存しない生活に切り替え

ることこそが糖質制限の根幹であり、いわば「糖質からの独立戦争」なのである。

その結果、それまで気が付かずにいたさまざまな糖質由来の不調から解放され、不調の一つである肥満からも離脱できるのだ。つまり、減量は「糖質制限にもれなく付いてくるオマケ」みたいなものである。

しかし、先ほども少し書いたように、一般的にはダイエットとは「太り過ぎを防ぐために低カロリーの食品を摂取すること」の意味で使われている。つまり、「いわゆる痩身ダイエット」の目的は痩せることであり、生き方（ライフスタイル）を変えることでもなければ、健康になることでもない。

だから、痩身ダイエットの食事方法の多くは、科学的根拠に乏しかったり、科学的に間違っているものが少なくない。痩せるという目的を達成するためには「健康に良い／科学的に正しい」必要がないためで、痩せるためには健康が犠牲になることもある（実際、にがりダイエットでは死亡事故も起きている）。

女性誌や美容系サイトには、次々に新しいダイエット法が紹介されるが、それらの寿命がせいぜい半年程度なのはこのためだろう。

これは、次の【　】内のキーワードでのネット検索の結果を見れば、明らかだ。

【ダイエット／話題／２０１４年】
（検索結果↓）
▽ウォーキングダイエット
▽18時以降食べないダイエット
▽レコーディングダイエット
▽ゆる断食ダイエット
▽骨盤スクワットダイエット
▽寝る前ストレッチダイエット
▽脂肪燃焼スープダイエット

【ダイエット／話題／２０１５年】
▽ジュースクレンズダイエット
▽レモン白湯ダイエット
▽チアシードダイエット
▽グリーンスムージーダイエット

▽5対2ダイエット
▽おにぎりダイエット
▽おかゆダイエット

【ダイエット／話題／2016年】

▽チャコールダイエット
▽ルクマダイエット
▽アボカドオイルダイエット
▽ホットヨーグルトダイエット
▽チラコイドダイエット

これらは全て検索のトップに登場するダイエット法であり、一斉を風靡《ふうび》したはずだが、現在でも生き残っているものはいくつあるだろうか。まさに「死語の山」であり、死屍累々《ししるいるい》である。

「痩身ダイエット」は往々にして、非日常的努力や非日常的食事（例：単一食品だけ摂取／

極端な食事量制限／特殊なサプリメント併用／特殊で高価な食材）がつきもので、それらは非日常的だから、継続には努力と経済的苦痛を伴う。だから、目標体重まで痩せられたら、「非日常的努力」を続けるモチベーションを維持できなくなり、以前の生活に戻ってしまう。非日常的な努力は日常生活の犠牲の上に成り立つものだからだ。その結果、ダイエット法は提唱されては消えていく。

一方、糖質制限は、２０１４年以来、「話題のダイエット法　ベスト10」入りが続いていて、いまやダイエット界では異例の古顔である。糖質制限は日常生活を犠牲にせず、努力不要で、継続可能なライフスタイルの転換であり、「痩身」ではなく「健康」を目指したものだからだ。

糖質制限で体調全般が良くなり、肌もきれいになり、頭もスッキリしたのに、元の糖質たっぷりの食事に戻して「体調不良＋汚肌＋頭ぼんやり」を選ぶのは、よほどの物好きか体調不良マニアだろう。

Ⅱ　糖質制限に関するアンケート

1．アンケートについて

私は2014年3月に、個人サイト『新しい創傷治療 http://www.wound-treatment.jp』で糖質制限に関するアンケート調査を行なった。もちろん、私のサイトの読者を対象としたアンケートであるため、「回答者の多くが糖質制限を実践している／糖質制限に好意的である」といった偏《かたよ》りはあるのだが、内容は非常に興味深いものだった。ここで紹介しよう。

なお、「高血圧が治った」「肝機能異常が治った」などの項目は、あくまでも回答者の自己申告によるものであり、医師による厳密な診断でないことは最初にお断りしておく。

2．アンケート結果

◇回答数：　1599

◇性別：　【男性】　907人（57%）
【女性】　692人（43%）

◇年齢：　【〜29歳】　2%
【30〜39歳】　16%
【40〜49歳】　34%
【50〜59歳】　32%
【60〜69歳】　14%
【70歳〜】　2%

◇糖質制限をしていますか？
【している】95・4％
【していない】2・3％
【糖質制限から糖質食に戻した】2・3％

◇どのくらいの期間、糖質制限をしていますか？（以下、糖質制限をしている人への質問）
【〜6ヶ月】28％
【7〜12ヶ月】13％
【13ヶ月〜2年】27％
【2年1ヶ月〜5年】27％
【5年1ヶ月〜10年】4％
【10年以上】1％

◇糖質制限の方法は？
【プチ制限（1食のみ糖質オフ）】15％

【スタンダード制限（2食のみ糖質オフ）】31％
【スーパー制限（3食とも糖質オフ）】55％

◇一日の食事回数は？
【4食以上】1％
【3食】50％
【2食＋軽い食事】27％
【2食】15％
【1食＋軽い食事】6％
【1食】2％

◇食事の量は？
【減った】52％
【変化なし】35％
【増えた】13％

◇体調は？
【良くなった】86％
【変化なし】13％
【悪くなった】1％

◇体重の変化は？
【30キロ以上減】1％
【20～29キロ減】4％
【10～19キロ減】22％
【5～9キロ減】31％
【1～4キロ減】27％
【変化なし】9％
【増加】6％

◇腹囲の変化は？
【20㎝以上減】5％
【10～19㎝減】24％
【5～9㎝減】31％
【1～4㎝減】27％
【変化なし】10％
【増加】3％

◇料理の味付けの好みは？
【薄味になった】48％
【変化なし】49％
【濃い味になった】3％

◇高血圧が……
【正常化した】67％
【変化なし】31％
【新たに発症】2％

◇高血糖が……
【正常化した】93％
【変化なし】6％
【新たに発症】1％

◇高脂血症が……
【正常化した】82％
【変化なし】12％
【新たに発症】6％

◇肝機能異常が……
【正常化した】86％
【変化なし】11％
【新たに発症】3％

◇二日酔い
【しなくなった】79％
【変化なし】18％
【するようになった】3％

◇食後の眠気が……
【なくなった】86％
【変化なし】14％

◇不眠症・うつ病・うつ症状が……
【改善した】73％
【変化なし】19％
【新たに発症】 8％

◇疲労感が……
【なくなった】78％
【変化なし】18％
【ひどくなった】 4％

◇スタミナ（持久力）が……
【ついた】62％
【変化なし】32％
【落ちた】 6％

◇花粉症の症状が……
【軽減した】59％
【変化なし】38％
【その他】 3％

◇アトピー性皮膚炎の症状が……
【軽減した】58％
【変化なし】37％
【新たに発症】 5％

◇ニキビ、脂漏性皮膚炎が……
【改善した】76％
【変化なし】18％
【新たに発症】 6％

◇歯周病が……
【改善した】68％
【変化なし】30％
【新たに発症】2％

3．アンケート結果の考察・感想

【糖質制限をしていますか?】という質問に対しては、95％以上の人が「している」と回答しているが、注目すべきは「糖質制限から元の糖質食に戻した（＝糖質制限を続けられなかった）」と回答した人が、わずか2・3％だったことである。つまり、糖質制限をしてみた人の大多数は、やめることなく長く続けているのだ。「始めやすく、続けやすい」のが糖質制限の特徴なのだ。

【糖質制限の方法は?】という質問では、スーパー制限（3食とも糖質オフ）が半数を占め、次いで多いのがスタンダード制限（2食〔朝食と夕食〕のみ糖質オフ）であり、プチ制限（1食〔夕食〕のみ糖質オフ）が最も少ないという結果になった。

これはおそらく、プチ制限から始めた人も、自然にスーパー制限へと移行していくためかもしれない。なぜなら、糖質制限に慣れてくると、糖質を摂取した後に、機能性低血糖などの不快な症状が起こるようになるからだ。不快な思いをするくらいなら、糖質摂取をやめる方が簡単で手っ取り早いのだ。

【体重の変化は?】【腹囲の変化は?】の質問に関しては、8～9割の人が「減少した」と回答しており、ほとんどの人が減量に成功していることがわかる。また、4人に1人は10キロ以上の減量に成功しており、痩身ダイエットとしても、他とは桁違《けたちが》いの効果といっていいだろう。

【一日の食事回数は?】については、一日3食以上食べている人は半数で、残り半分は一日2食かそれ以下であり、8%は一日1食と答えている。つまり、糖質制限をすると食事の回数は自然に減っていく。糖質摂取をやめると空腹感がなくなり、朝昼晩と機械的に食べる必要がなくなるからだ。一日3食は、じつは、「糖質食者」特有の食事パターンなのである。

日本人の食事回数は、時代によって変化してきた。奈良時代では一日1食が一般的で、平安時代になると貴族は一日2食となり、戦国時代になると武士たちは朝夕の2食の間に軽い昼食を摂るようになり、元禄時代になって武士の間では1日3食が定着する。明暦の大火以降、江戸の職人の間にも一日3食が普及し、全国民に一日3食が定着するのは明治になってからといわれている。

奈良時代の農民の食事は非常に豊かであり、さまざまな種類の穀類、種々の野菜と野草、多種類の獣肉（牛、馬、鹿、猪《いのしし》など）を食べていた。動物性タンパク質を十分過ぎるほど摂取できていたため、一日1食でも十分だったのだろう。

しかしその後、仏教思想の普及と肉食禁止令のため食事から肉は消えていき、逆にコメ・雑穀の比率が高まっていく。その結果、食事の質は低下し、江戸時代の江戸庶民の食事は、一汁一菜（コメ、汁物、おかず1品と漬物）か一汁二菜（同、おかず2品）という悲惨で粗末なものとなる。江戸時代人は、その粗末な食事内容を補うために、食事回数を増やさざるをえなかったのだ。

【食事の量は？】に関しては、半数の人が、糖質制限を始めてから食事量が減ったと回答し、増えたという回答は1割ほどしかいない。つまり、糖質制限をすると、少ない食事量と食事回数で満足するようになるのだ。「糖質制限をすると毎食肉を食べるので、エンゲル係数が上がる」と批判する人がいるが、じつは糖質制限では、食事回数が減って食事の量も減るため、食費は増加しないことが多いようだ。

【料理の味付けの好みは?】については、ほぼ半数が薄味になったと回答している。実際に、コメを食べなくなって最初に気が付くのは、和食のおかずの塩辛さと味の濃さだ。日本のおかずの味付けは、コメを食べるために最適化されていて、コメ無しで食べるには塩辛過ぎるか甘辛過ぎるのだ。

【高血圧が……】については、7割弱が改善したと回答しているが、これを前項の【料理の味付けの好みは?】への回答に重ね合わせると、「塩分のとり過ぎが高血圧の原因」という通説が誤りであることが明らかになる。〔塩分摂取過多〕→〔高血圧〕ではなく、真相は〔塩辛いおかずで大量のコメを摂取〕→〔肥満などによる高血圧〕なのである。多くの内科医は、高血圧が塩分制限だけでは改善しないことを経験していると思うが、その理由はこれだったのだ。

【高脂血症が……】については、8割強が正常化したと回答している。糖質制限で（脂質、タンパク質摂取の強化により）脂肪摂取量はむしろ増えているはずなのに、血中中性脂肪は減少しているのだ。このことから、高脂血症の原因が糖質であることは明らかだろう。

【食後の眠気が……】については、8割以上が眠気がなくなったと回答していて、「常に頭がスッキリしていて頭が良くなった気がする／集中力が増した」と表現する人も多い。また、糖質制限をしている中高生で成績が大幅にアップすることが多数報告されているが、理由は同じだろう（『「糖質制限」が子供を救う』三島学、大垣書店）。

その他、【疲労感が……】については「なくなった」が8割弱、【（糖質制限で）スタミナ（持久力）が……】については「ついた」が6割強、【ニキビ、脂漏性皮膚炎が……】は「改善した」が8割弱、【不眠症・うつ病・うつ症状が……】も「改善した」が7割強、【歯周病が……】については「改善した」が7割弱、【花粉症の症状が……】と【アトピー性皮膚炎の症状が……】は「改善した」がそれぞれ6割弱である。糖質がいかに多種多様な体調不良の原因となっているかを物語っている。

4．アンケートから見えてくる糖質制限の未来

前述のように、糖質制限をしてみたものの、何らかの理由で元の糖質食に戻した、という人は2・3％と極めて少数であり、残りの大多数は糖質制限を続けていることになる。

これは何を意味するのか。「糖質セイゲニストの数は、増えることはあっても減ることはない」ということだろう。糖質制限からドロップアウトする人が極めて少ないのだから当然である。前述のように、糖質制限では体調全般が良くなって、さまざまな体の不調が解消し、しかも努力も経済的出費も伴わない。そうであれば、わざわざ糖質を食べる生活に戻る方が不自然だろう。

これは湿潤療法でも同様である。医師が一度でも湿潤療法によってケガやヤケドを治療し、その容易さと治療効果の高さを知ってしまったら、以前の「乾燥と消毒」には戻れないはずだ。同様に、湿潤療法の「痛みがなく、早く治り、痕《あと》もきれいな治療」を一度体験した患者であれば、その後に「痛くて、なかなか治らず、痕が残る治療」を選ぶこともありえないのである。

やがて、子どもの頃から「普通の治療」として湿潤療法を受けてきた世代が、医学部に入り、医師になっていく。その頃になれば、「傷を消毒しないと化膿するに決まっている」という考えから抜け出せない旧世代の医者たちは、死に絶えているか引退しているだろう。これは糖質制限でも同様だろう。

糖質制限も湿潤治療も、実践者は時間の経過とともに増えていくが、減ることはない。そして、世代交代とともに世の中の常識がひっくり返るのだ。
そしてこれには「2：6：2の法則」という経験則が絡《から》んでくる。

5．「2：6：2の法則」

「2：6：2の法則」という経験則がある。これは、人間が集団やグループを構成した場合、自然発生的に、

●上位2割……実績・生産性が高く、積極性に優れたグループ
●中位6割……平均的グループ
●下位2割……実績・生産性が低く、積極的に行動しないグループ

の、3グループに分かれる、という法則だ。

由来については諸説あるが、イタリアの経済学者ヴィルフレド・パレート（Vilfredo Federico Damaso Pareto、1848～1923年）が発見した「80対20の法則（パレート

の法則)」から派生したもの、といわれている。
私はこの法則を次のように読み替えている。

●上位2割……新しもの好きで変化が好きな、フットワークの軽いグループ
●中位6割……その時々の状況によって、上位グループ、下位グループの優勢な側につくグループ
●下位2割……新しいものに懐疑的で、変化を好まない慎重派グループ

上位2割グループは、鵜《う》の目鷹《たか》の目で何か新奇なものはないか、面白いものはないかと考える新しもの好きタイプで、目新しいものがあれば真っ先に飛び付いてしまう。もちろん、それでうまくいくこともあれば、失敗することもあるが、ダメだったら元のやり方に戻せばいいやと、深く考えずに行動する。要するに落ち着きのない尻軽タイプ、フットワークの軽い足軽集団だ。ちなみに私は明らかにこのタイプで、新しいパソコンやデジタル機器を見れば衝動買いするし(後で後悔することも多いが)、糖質制限を知ればその日から始めてみたりする。

一方、下位2割は、物事を変えることを嫌い、新しい物事に出会ったら、まず用心して近寄らず、新奇なものはとりあえず拒絶する。彼らの口癖は「今までのやり方を変えて何か起きたらどうするの？」だ。上位2割は「トラブルが起こるかどうかは、やってみるまでわからない」とテキトーに考えて行動するが、下位2割は、まず最初に「今までどおりのやり方を変えるとトラブルが起こる」と考えて、とりあえず行動を控えるのだ。

社会が安定して変化がない場合には、下位2割の生き方が最も合理的だ。昔からの方法・やり方は、その社会環境・制度に最も適合したものであり、社会が安定しているのに行動パターンを変えるのはトラブルのもとだからだ。だから中位6割は下位2割について現状維持派となり、社会は安定して運営される。

しかし、明治維新や産業革命のように、社会が拠《よ》って立つ基盤そのものが変化すると、それまでの運営システム（道徳規範、法律体系、産業体系など）では現実に対応できなくなる。この時こそ上位2割の出番だ。新しい構造を背景とした社会には、過去を切り捨てて突拍子もないことを思い付く脳みそが必要なのだ。そして、新システムが稼働して落ち着き始めると、中位6割は上位2割に着いて多数派が形成される。

しかし、システムが安定していくにつれて、下位2割の方が適応しやすくなり、やがて上位2割と下位2割の形勢は逆転し、主流派は入れ替わる。……人間社会はこの繰り返しだったはずだ。

糖質制限とは、「瑞穂《みずほ》の国」という数千年にわたる日本人の生活の根底と、400年に及ぶ和食の歴史を完全否定する概念であり食事方法だ。コメ中心の食事は、日本人にとっては超長期安定政権みたいなものだから、糖質制限に出会うと、日本人は自然に「2：6：2」に分かれることになる。2割は「コメを食べないとは、面白そう」と反応し、2割は「日本人がコメを食べないなんて、ありえない」と反応し、残りの6割は、とりあえず伝統に従って糖質制限反対派になるわけだ。

このように考えると、私の個人サイト『新しい創傷治療』で糖質制限が一気に広まったのは当然といえる。このサイトは、それまでの医学常識を完全否定する外傷治療を提唱したものであり、いわば、非常識の権化《ごんげ》である。その非常識治療に対し「消毒しないのは面白そう」と感じた医療関係者が、湿潤治療の最初の実践者になったのだ。もちろん彼らは上位2割であり、新しいものにとりあえず飛び付いたのだ。

一方、「中位6割＋下位2割」は、消毒しないという時点で「これはヤバイ」と直感して拒絶し、サイトを開くことすらしなかったはずだ。

その結果、サイト『新しい創傷治療』の読者は、「新しもの好きの足軽軍団」だけになったと思われる。そういう特殊集団（？）に、糖質制限というこれまた新奇極まりない燃料を投入したのだ。これで燃え上がらないわけはない。

糖質制限は『新しい創傷治療』という場を得て、まさに燎原《りょうげん》の火のように広がっていった。

6．水を飲みたい馬が水を飲む

では、人間集団が「2：6：2」に分かれることを前提にすれば、糖質制限普及のためにはどのような戦略が有効だろうか。

ただ粛々と情報を発信し続けるだけでいいはずだ。上位2割は、糖質制限に関する情報をキャッチすれば、「新しいことはとりあえずやってみる」タイプなので、放っておいても糖質制限を始め、そのほとんどは脱落することなく続けてくれるだろう。

その後、中位6割集団の一部が動き始める。周囲に糖質制限で痩せた人が次第に増えてくると、「それなら自分もちょっとやってみるか」と考えるからだ。この世には、痩せなくてもいい人より痩せたい人の方が圧倒的に多いからだ。

まして、「痩せないと命に関わるぞ」と医者から脅《おど》されたり、「あなたは糖尿病なので死ぬまでインスリン注射です」などと宣告されたりすれば、「コメ・炭水化物を食べない人生なんてありえない」なんてノンキなことは言っていられなくなる。自分の命がかかっていて死にたくなければ、選択肢は1つしかないのだ。

同時に、子どもの頃から糖質制限の情報に触れてきた若い世代が増え、一方で高齢者（一般的に食習慣に対して保守的である）は死亡して個体数が減っていき、世代交代によりパラダイムシフトは完了する。

ちなみに、説得によって糖質制限反対派を賛成派にしようとするのは時間の無駄、労力の無駄だ。上位2割は、説得しなくとも好奇心から糖質制限を始めるが、下位2割の方は、知識や情報の不足で拒否しているわけではないからだ。

湿潤治療や糖質制限の講演終了後に、必ず講演主催者から出るのは、「一番話を聞いて欲しい人が参加しない」という言葉だ。患者が痛がっているのに頑として消毒を続ける医者や、糖尿病になっても糖質摂取を続けるような人は、絶対に講演に参加しないのだ。

こういうタイプの人は、自分の考えを否定する話などそもそも聞きたくないから、講演会に参加しないのだ。彼らはいわば、信念を持ってやり方を変えないのだ。

「馬を水辺に連れて行くことはできても、水を飲ませることはできない」という古いことわざがあるが、彼らはそもそも喉《のど》は渇いていないし、水も飲みたくないのである。

Ⅲ　前作での未解決問題に決着をつけよう

（1）インスリンについて

1．インスリンは血糖降下のためのホルモン？

結論から先に書くと、インスリンは血糖を下げるためのホルモンではない。根拠は次の2点だ。

①血糖を下げるホルモンが1種類しかない。
②インスリンの分泌から血糖が下がるまでに2時間のタイムラグがある。

まず1つ目の【①血糖を下げるホルモンが1種類しかない】というのは、生理学的にありえないことだ。

生物の体は、多数のホルモンが生体機能を調節することで恒常性を維持しているが、特徴的なのは、拮抗《きっこう》ホルモンが必ず存在することだ。タンパク質でいえば分解ホルモンと合成ホルモンの両方があり、またそれぞれに、1種類ではなく複数のホルモン群が機能している。拮抗ホルモンが存在する理由は、一つの機能が暴走しないためのセーフティネットであり、また、同じ機能のホルモンが複数存在する理由は、一つのホルモンに異常が起きても機能がストップしないためのバックアップシステムだ。

ところが、血糖調節（降下）に関連するホルモンだけが、この原則から外れていて、バックアップシステムが存在しないのだ。

血糖を上昇させるホルモンにはグルカゴン、コルチゾール、アドレナリン、甲状腺ホルモン、成長ホルモンの5種類が存在し、脳が血糖値低下を感知すると、副腎、膵臓、下垂体、甲状腺に働きかけ、副腎はアドレナリンとコルチゾールを、膵臓はグルカゴンを、下垂体は成長ホルモンを、そして甲状腺は甲状腺ホルモンを分泌し、血糖値をすばやく正常値に戻す。つまり、5種類のホルモン分泌が全てストップでもしない限り、低血糖状態が続くことはない。低血糖に対してはまさに鉄壁の備えである。

だが、高血糖に対する対策は超手薄だ。何しろ、ホルモンは「インスリン」たった1つしかないのだ(これはヒトだけでなく他の生物でも同様)。つまり、血糖降下機能に関してはバックアップシステムがなく、もしインスリン分泌に異常が起きたら、血糖を下げる手段はないのである。あなたが天地創造の神なら、こんなマヌケで脆弱《ぜいじゃく》な生物を創るだろうか。

これは前著でも書いたが、この血糖調節ホルモン数のアンバランスぶりをたとえていえば、アクセルが5つあるのにブレーキは1つしかない車みたいなものである。このような車を運転する時、あなたはブレーキを踏みまくるだろうか? しないはずだ。1つしかないブレーキが壊れたら、車を止める手段がなくなるからだ。ヒトやペットが容易に糖尿病になるのは、1つしかないブレーキを踏みまくっているからに他ならない。

それでは、血糖を下げるホルモンは1つしかなく、高血糖という危機的状況に対する備えがお粗末なのはなぜか。

考えられうる理由は1つしかない。自然界では血糖値が低下することはあっても、血糖が上昇することは本来ありえない状況だからだ。だから生命体は、起こりうる低血糖を予測して、鉄壁の「血糖上昇システム」を予め組み込んでおいたが、一方、血糖の上昇は絶対に起こらない現象なので、「血糖降下システム」は準備しなかったのだ。沖縄の住宅に暖房設備がなく、アラスカの住宅にクーラーがないのと同じだ。

インスリンはたしかに血糖を下げることはできるが、それはインスリン本来の機能ではなく、後述するように、別の機能を果たした結果、それに付随して血糖が低下しただけのことだ。だから【②インスリンの分泌から血糖が下がるまでに2時間のタイムラグがある】のだ。

高血糖状態は体にとって極めて危険である。先にも述べたように、高血糖は酸化ストレスの原因になり、AGE（終末糖化産物）となってさまざまな糖尿病合併症を起こすからだ。高血糖はまさに諸悪の根源であり、人体にとって過剰なブドウ糖は毒物以外の何物でもないのだ。

ところが、高血糖に対する身体の反応は、ノンビリしていて危機感のカケラもない。その結果、全身の微小血管は2時間もの間、過剰ブドウ糖で痛め付けられることになる。

これを論理的に説明しようとしたら、「動物の体はそもそも、高濃度のブドウ糖を毒物として認識していないから」と考えるしかない。もしも体が高濃度ブドウ糖を毒物として認識していたら、膵臓ではなく肝臓が直接取り込んで分解して無毒化するはずだ。しかし、ブドウ糖は体内で糖新生で作られて網膜や赤血球で消費される内因性物質であり、しかも高濃度になることが絶対にない物質である。だから、肝臓はブドウ糖をスルーするのだ。

なぜ、自然界では血糖上昇が起こらないのか？ それはヒトが農耕を始める前の世界では、そもそも糖質はごくわずかしかない物質であり、血糖を上げるほどの量がなかったからだ。

2. 血糖値が上がることはありえなかった

ヒトが農耕を開始する前の世界では、糖質は、特定の生物の特定の部位にだけ存在する物質だった。大雑把にまとめると次のようになる。

【植物】

▼葉、茎………ブドウ糖
▼根………デンプン
▼果実………果糖

▼花蜜………ショ糖、ブドウ糖、果糖

【動物】

▼グリコーゲン………ブドウ糖の重合体

▼ハチミツ………ブドウ糖、果糖

▼昆虫が体内に貯蔵

◇ミツツボアリ

◇アリマキ

植物は、光と水と二酸化炭素からブドウ糖などの糖を合成して生存のためのエネルギーとして利用するが、光合成ができない夜間などにエネルギー不足に陥らないように、水溶性の糖を茎や幹の師管を通して根に送り、そこでデンプンという不溶性の高分子に変えて貯蔵している。このような理由から、葉や茎には水溶性の糖（単糖類や二糖類）が含まれ、根には不溶性のデンプンが含まれている。

しかし、葉や茎に糖が豊富に含まれているかというと、そうでもない。たとえば、メープルシロップはサトウカエデ（樹液の糖度が高いことで知られている）の樹液を濃縮したものだが、樹液に含まれるショ糖は3％前後であり、1Lの樹液中で30gとなる。つまり、洗面器一杯（3L前後）の樹液を一気飲みでもしない限り、血糖は上がらないのである。

植物の根にはデンプンが含まれるが、これはβデンプンであって動物は吸収できず、根を食べても血糖が上がることはない。また、花蜜は量が少ないし、果実の果糖はそもそも血糖を上げない糖だ。

また、現在の糖度（＝ショ糖濃度）の高い果実は、品種改良によって作られたもので、自然本来のものではない。

つまり、本来の植物に含まれる糖質では、血糖は上がらないことがわかる。

一方、動物の筋肉や肝臓にはグリコーゲンが含まれるが、体重の1％以下の量である。つまり、1キロの肉を食べたとしてもグリコーゲンの摂取量は10gであり、全てブドウ糖に変化したとしても、血糖は上がらない。さらに、『くまのプーさん』以外にハチミツを常食とする動物はいないし、ミツツボアリはオーストラリアにしかいない。また、アリマキを食べて血糖を上げるほどの糖を摂取することも不可能だ。

要するに、先史時代のヒトが、動物や植物を食べて血糖が上がることはなく、これは他の動物も同様だったのだ。だから、あらゆる動物は「血糖値を下げるための専用ホルモン」が必要なかったのだ。

3．インスリンは脂肪調達係

前述のように、そもそも野生動物や先史時代のヒトで「血糖値は下がることはあっても上がることがなかった」のであれば、「血糖値を上げるホルモンが5種類なのに下げるホルモンは1種類だけ」というのは不思議でも何でもなくなる。それどころか、血糖降下専用ホルモンは生物には全く必要なかったのだ。

では、インスリンの本来の機能は何だろうか。インスリンには次のような作用がある。

①グルコース輸送（筋細胞や脂肪細胞でのグルコースの取り込み促進）
②糖代謝（グリコーゲン合成・解糖促進、糖新生抑制）
③脂質代謝（脂肪合成促進、分解抑制）
④成長促進（タンパク質合成促進、分解抑制）

動物でも先史時代のヒトでも血糖値が上がることがないので、①、②は中心的作用ではなくなる。残るのは③と④だが、「④に必要なエネルギーを貯蔵するための③」と考えるとスッキリする。要するにインスリンは【タンパク質合成とそれに必要なエネルギー源（脂肪）を蓄積するためのホルモン】なのである。

これまでインスリンの中心的機能と考えられてきた①は「③中性脂肪に転換できる物質（＝ブドウ糖）があれば中性脂肪に転換して脂肪細胞に取り込ませる」機能だったのである。

もちろん、インスリンがこの機能を果たせば、ブドウ糖は中性脂肪に変身するので血糖値は低下するが、これはあくまでも「結果的にオマケとして血糖が下がった」だけのことであって、インスリンにとってはいわば、予期せぬ効果であろう。

ヒトが糖質摂取をして高血糖が常に起こるようになったために、本業よりも副業（副作用？）の方がクローズアップされ、そちらの方が本業と誤解されただけのことだ。

これに似た例がバイアグラ（シルデナフィル）だろう。シルデナフィルはもともと狭心症治療薬として開発されたが、臨床治験の段階で「勃起不全が治った」という副作用報告が相次ぎ、勃起不全治療薬として販売されるに至ったという経緯がある。

また、インスリンのターゲットである「中性脂肪に転換できる物質（ブドウ糖）」は血管内に留まって逃げることはないので、転換作業にスピーディさは求められないのだろう。その結果、「上昇した血糖値が正常値に戻るまで2時間かかる」のではないだろうか。

ちなみに、脂肪合成／蓄積を促すホルモンには、インスリンの他に、エストロゲン、グレリン（食欲促進ホルモン）、コルチゾールなどがあり、一方、脂肪分解を促進するホルモンには、成長ホルモン、グルカゴン、ノルアドレナリン、アドレナリン、テストステロン、甲状腺刺激ホルモンなどがある。

つまり、脂肪代謝は、セーフティネットもバックアップ体制も完璧である。

4．インスリンとＩＧＦ――いつからインスリンはフル稼働になったのか

インスリンはなぜ、成長促進（先ほどの機能でいうと④）に関与しているのだろうか。

それは、インスリン様成長因子（insulin-like growth factors：ＩＧＦ）という、インスリンと構造が極めて似通っているサイトカイン（細胞間の相互作用に関与する生理活性タンパク質）が明らかにしてくれる。

ちなみに、特定の臓器から分泌されるのが「ホルモン」、不特定多数の臓器・細胞から分泌されるのが「サイトカイン」である。

IGFはほとんど全ての真核生物から見つかっているサイトカインで（持っていない真核生物は酵母のみ）、成長・成熟・老化を制御していて、いわば生命活動の本質を担っている物質の一つと考えられている。

また、IGFは、無脊椎動物では脳と神経が分泌するが、脊椎動物では脳以外の臓器で分泌されている（ヒトのIGFは主に肝臓から分泌される）。ヒトでは2種類のIGFがあり、いずれもさまざまな細胞の増殖・分化に必須のものであり、出生前・出生後の組織の発達や体の成長・成熟・老化に重要な役割を果たしている。

IGFとインスリンは、アミノ酸配列の50%が一致していて、構造も非常に似通っており、機能的にオーバーラップしている部分も多いため、もともとは1つの生理活性物質で、進化の過程でIGF群とインスリンに分かれたと考えられている。

両者の機能は似通っているが、全く同じというわけではなく、次のような違いがある。

●インスリン……糖・アミノ酸の膜透過の促進、グリコーゲン合成促進、糖新生抑制、

脂肪合成促進の作用が強く、細胞増殖誘導作用は弱い

●ＩＧＦ…………細胞増殖誘導、細胞死抑制、細胞分化誘導の作用が強く、糖・アミノ酸の膜透過の促進は弱い

すなわち、ＩＧＦは細胞の運命を決めて成長を促進させるサイトカイン群、インスリンはエネルギー源の管理を担うホルモンとして、互いに補うように役割分担をしている。おそらく、もともとは体の成長と成熟を司るサイトカイン群であったが、生物の体が複雑化するにつれて成長と成熟に多くのエネルギーが必要になり、その結果、エネルギー調達・貯蔵部門を独立させて別会社にする必要が生じたのではないだろうか。そして、会社の場所も本社から離れ、それが「膵臓で分泌されるインスリン」になったと考えられている。

現在、エネルギー調達・貯蔵係としてのインスリンは、のべつ幕なしに血管内に流入するブドウ糖相手にフル稼働状態だが、本来は食物中の脂肪とわずかに食物に混入する糖質を中性脂肪に変えて貯蔵するくらいの地味な存在だったと思われる。インスリンが花形ホルモンになったのは、ヒトが大量の糖質を摂取するようになった1万年前からなのだ。

同様に、多くの動物の唾液・膵液にはアミラーゼ（デンプンやグリコーゲンなどを単糖類

や二糖類などに分解する消化酵素）が含まれるが（アミラーゼが存在しないことが確認されている動物はオオカミ・ネコ・ウマ）、肉食動物のアミラーゼのターゲットは筋肉や肝臓に含まれるグリコーゲン（アミラーゼの別名はグリコゲナーゼである）で、雑食動物や草食動物のアミラーゼのターゲットは植物に含まれる糖類だろう。

前述のように、いずれも量的には微々たるものだが、利用しないで捨てるくらいなら脂肪に変えて貯めた方が生存に有利なはずだ。つまり、「微々たる量の糖類の分解」がアミラーゼ本来の仕事だったと思われるが、ヒトが加熱デンプンを食べるようになったため、こちらもフル稼働状態が続くようになったのだ。

「最初の契約と勤務時間が違うじゃないか」「休みも取らせてくれないブラック企業だ」という、アミラーゼとインスリンのボヤキと悲鳴が聞こえてきそうである。

5．24時間連続稼働システム

それでは、なぜ動物は、食物を中性脂肪に転換して貯蔵し、貯蔵した脂肪を分解してエネルギー源とするという面倒なことをしているのか。

理由は、動物の体が複雑化するとともに、休むことなく連続稼働する臓器系（循環器系、呼吸器系、中枢神経系、免疫系、熱産生系など）が増えたからだ。これらの臓器系が休むことなく正確に働き続けているからこそ、動物は生命を維持でき、これらが停止した時、個体は死を迎える。

これらの臓器は死の直前まで絶え間なくエネルギーを消費し続けるが、この状態を維持するには連続的エネルギー供給システムが必要になる。それを可能にしたのが、貯蔵脂肪を分解してエネルギー源とするシステムだったのだ。

これを生命進化の歴史に重ね合わせると次のようになる。

最初の多細胞生物は、体表面しかない無胚葉生物（私の考えでは外胚葉生物）で、体表面は外部センサーとしても連続稼働していたが、その活動性は低く、エネルギー要求量は小さかったと思われる。

次に外胚葉と内胚葉を備えた二胚葉生物の海綿《かいめん》動物と刺胞《しほう》動物（クラゲ、イソギンチャクなど）が登場する。刺胞動物はその後の中枢神経系に繋《つな》がる原始的神経系（分散神経系）を備えていたが、循環器系（心臓、血管系）はなく、活動のためのエネルギー量も多くなかっただろう。なお、現生のカイメン、クラゲ、イソギンチャクはＩＧＦを持っているが、インスリンについては調べられていないようだ。

最初の三胚葉生物は、現在の扁形《へんけい》動物（プラナリア、サナダムシなど）に近いものだったと考えられている。扁形動物は初めて心臓を持った生物だったが、休みなく鼓動してエネルギーを消費し続けるため、［脂肪蓄積／分解］という新型エネルギー供給システムが必要になったはずだ。ＩＧＦとインスリンの機能分離が起きてインスリンが脂肪蓄積担当となったのは、おそらくこの時だろう。

そして、カンブリア紀初期にカンブリア大爆発があり、完成された視覚と運動器（筋組織）を備えた動物門が一挙に出揃《でそろ》う。視覚は大量の情報を脳に伝え、脳は膨大な情報処理をするために大量の酸素とエネルギーを必要とした。

これは筋肉も同様だった。増大する酸素要求量に応えるために心拍出量は増大し、同時に、酸素を取り込むための専用器官（呼吸器系）も必要になり、「連続稼働系」は数を増した。動物はこの頃から、休んでいても眠っていてもエネルギーを消費し続けるようになった。

この方向を極限まで押し進めたのが、恒温動物（哺乳類、鳥類）だ。恒温動物は体温を高く保つことで体を常にアイドリング状態にし、常に運動できる状態を保つことに成功した。これで運動能力は飛躍的に高まったが、一方で、エネルギー消費量もうなぎのぼりに増えることになった。

ヒトの場合、一日に必要なエネルギーの6割前後を基礎代謝（活動せずに生きているだけで消費されるエネルギー）が占めているが、その基礎代謝のうちの7割は、内臓や筋肉での熱産生で消費されているのだ。この膨大なエネルギーは、脂肪蓄積／分解システムでなければ供給不可能である。

そして、脂肪蓄積／分解システムが必要になった理由がもう1つある。カンブリア紀初期に登場した肉食というライフスタイルが、エネルギー源（獲物）獲得の不安定さを伴っていたからだ。

肉食動物は捕食器を発達させて獲物を捕らえたが、捕食される方もそれに対抗して、捕食者より高い運動能力を持ったり、防御力を高めるなどの対策を取り始めたのだ。捕食者がより高い捕食能力を持つようになると、被捕食者はさらにその上を行く能力を開発するため、獲物を捕らえることは次第に容易でなくなり、特に体の大きな動物をターゲットとするほど、捕食できる確率は低下するようになった（一般に動物の個体数は体の小さい動物ほど多く、大きくなるほど少ないため）。

つまり肉食動物は、非連続的にしか得られない獲物でいくつもの連続稼働系を動かし続ける、という無理難題に直面してしまったのだ。このような現実に対応するためには、捕食者側は絶食を前提にしたシステムを磨き上げるしかない。

実際、野生のトラは7～10日間の絶食は珍しくなく、長い絶食期間でも生きていける能力があるからこそ、肉食動物であり続けられたのだ。それを可能にしたのはもちろん、脂肪蓄積／分解システムである。

6．果糖について――「酔っぱらわないアルコール」の毒性と人体実験

本項の最後に、糖質制限では等閑《とうかん》に付《ふ》されることが多い果糖（フルクトース）についても取り上げようと思う。果糖は近年、目に付きにくい形で大量生産・大量供給されている糖類であり、過剰摂取は健康被害を起こす可能性があるからだ。

食物中に含まれる果糖は、小腸から吸収されると直ちに肝臓に運ばれ、速やかに分解されるため、血液中に出ることはほとんどない。

肝細胞内での果糖分解の主な経路は、［果糖］→［グリセルアルデヒド］→［ピルビン酸／アセチルＣｏＡ］であり、最終的にはＴＣＡ回路（クエン酸回路）に入ってＡＴＰ（アデ

ノシン三リン酸）を生み出す。

しかし、果糖が過剰な場合には、中間代謝物（乳酸・脂肪酸・コレステロール）の形で貯蔵されることになり、果糖の多い果物は肥満を起こすことになる。

肝臓での果糖分解は速やかに行なわれるが、これはエチルアルコールなどの生体毒が体内に入った場合と同じ反応であり、ヒト・動物の体は果糖を「毒」と判断して無毒化するのだ（実際、果糖は強い還元力があり、組織障害性を持つ）。このようにして肝臓は、果糖が血管内に入り込むのを阻止しているため、私たちの健康は保たれている。

ちなみに、肝臓で分解される単糖には、果糖の他にガラクトースがある（乳糖＝ブドウ糖＋ガラクトース）。ガラクトース分解酵素欠損症という先天性疾患は、ガラクトースを分解できずにガラクトース血症という重篤な異常を起こすが、これはまさにガラクトースが生体にとっては猛毒だからである。

肝臓が果糖を正常に処理し続けてくれれば問題ないが、果糖を無毒化できる器官は肝臓しかない。このため、果糖の摂取量が多くなれば肝臓には負担がかかり、これが長期間続けば肝障害を起こす可能性がある。これは酒飲みの肝機能障害と同じメカニズムであり、果糖を「酔っぱらわないアルコール（Fructose is Alcohol without the Buzz）」と説明する研究者がいるほどだ。

少量のアルコールは「百薬の長」、少量の果糖は「自然の甘味」かもしれないが、いずれも量が過ぎると毒でしかない。現時点で果糖が無害なのは、あくまでも「肝機能が正常」という条件付きなのである。

果糖のもう一つの問題は、毒性の強いＡＧＥ（終末糖化産物）を作ることだ。ＡＧＥはタンパク質の糖化反応（メイラード反応）で作られる物質の総称だが、さまざまな老化現象に関与していることが確認されている。

前述のように、肝臓での果糖処理では、グリセルアルデヒドという中間産物が生成するが、これがタンパク質と反応すると極めて毒性の強いＡＧＥ（toxic AGE：ＴＡＧＥ）を作り、ＴＡＧＥはＡＧＥ受容体に結合することで細胞内に大量の活性酸素を発生させるのだ。つまり、果糖が少量の場合であれば、グリセルアルデヒドは速やかにピルビン酸やアセチルＣｏＡに変化してＴＡＧＥは作られないが、処理しきれない量になると、ＴＡＧＥが発生することになる。

じつは、ヒトは20世紀末頃から大量の果糖を摂取しているのだ。それが「果糖ブドウ糖液糖」だ。トウモロコシやジャガイモのデンプンを酵素でブドウ糖に分解し、それに別の酵素を作用させるとブドウ糖と果糖の混合液ができるが、果糖の割合が50％以上90％未満のものが「果糖ブドウ糖液糖」と呼ばれている（50％未満の場合には「ブドウ糖果糖液糖」と呼ばれている）。その特徴は、①強い甘味、②製造コストの圧倒的な安さだ。

当時のアメリカでは、トウモロコシ生産者は過剰生産による大量在庫を抱え、一方で、多くの消費者は安価で甘い飲料と甘い食物を求め、食品製造業者は安価な甘味物質を探していた。果糖ブドウ糖液糖はまさに、三者の願いを同時に叶えてくれた夢の液体だったのだ。

かくして、アメリカでは急速に果糖ブドウ糖液糖の利用が広まり、瞬く間に、炭酸飲料、果実飲料、スポーツドリンク、シリアル、ジャム、パン、ヨーグルト、ケチャップ、ゼリー、アイスクリーム、低脂肪食品など、膨大な食品に使われるようになった。もちろん、それらの食品は日本に輸入され、さらに日本独自の食品（焼き肉のタレ、麺つゆ、鍋料理のスープの素、みりん風調味料、乳酸飲料、ノンオイルドレッシングなど）にも使われるようになった（近所のスーパーに行けば自分の目で確認できる）。

20世紀後半までは果糖は「果物にだけ含まれる糖」だったが、いつの間にか「さまざまな飲食物に含まれる糖」になっていて、われわれは知らず知らずのうちにさまざまな食品から果糖を摂取していたのだ。あまりにも多種多様な食品に果糖ブドウ糖液糖が含まれているため、普通に生活していても果糖は必ず口に入るようになっている。

この状況を的確に表現する言葉は1つしかない。「人体実験」だ。果糖の大量摂取が人体に何をもたらすかを誰も確認しないままに、大量生産・大量摂取が始まってしまったからだ。

現在、世界中で肥満が深刻化しているが、その一翼を担っているのは間違いなく、果糖ブドウ糖液糖だろう(果糖は速やかに中性脂肪になるから)。20世紀の肥満は、先進国に特有の「ぜいたく病」だったが、21世紀の肥満は、途上国と先進国の貧困層で増加しているのが特徴だ(2013年のWHOの発表によると、国民の肥満率の高い国はメキシコ、アメリカ、シリア、ベネズエラの順である)。

21世紀型肥満が貧困に結び付いているのは、穀物と果糖ブドウ糖液糖を含む飲食物は最も安価であり、低所得者層はこれらを選ぶしか選択の余地がないからだ。これは日本も例外ではなく、低所得層での肥満増加が問題になっている。

この人体実験の最悪のシナリオは、果糖由来のTAGEによるさまざまな疾患(糖尿病合併症、心筋梗塞、脳梗塞、動脈硬化、骨粗鬆症《こつそしょうしょう》、白内障、非アルコール性肝炎、アルツハイマー病など)の急増だろう。こればかりは、予想が外れることを祈るばかりである。

（2）和食は長寿食か

1．和食がユネスコ無形文化遺産に

私の前著の出版と同じ２０１３年10月、ユネスコは無形文化遺産に日本の伝統食「和食」を登録した。無形文化遺産に認定された料理としては、他に、フランス料理、地中海料理、メキシコ料理、トルコのケシケキがあるが、和食は低カロリーでヘルシーな食事として欧米を中心にブームとなっていて、さらに、日本が世界で一、二を争う長寿国であることもあり、「和食は健康に良い長寿食」と取り上げられることも多い。

文化遺産に登録された理由について、農林水産省は次のように説明している。

●多様で新鮮な食材とその持ち味の尊重

●健康的な食生活を支える栄養バランス
●自然の美しさや季節の移ろいの表現
●正月などの年中行事との密接な関わり

また和食が長寿に結び付く理由について、農水省は公式サイトで次のように説明している。

●日本の国土は南北に長く、海、山、里と表情豊かな自然が広がっているため、各地で地域に根差した多様な食材が用いられている。
●一汁三菜《いちじゅうさんさい》を基本とする日本の食事スタイルは理想的な栄養バランスと言われている。
●「うま味」を上手に使うことによって動物性油脂の少ない食生活を実現しており、日本人の長寿や肥満防止に役立っている。

ちなみに「一汁三菜」とは「ご飯に汁もの、おかず3種（主菜1品、副菜2品）で構成された献立」のことをいう。

一見するともっともな理由が並べられているが、深く考えてみればツッコミどころ満載である。

そもそも、一汁三菜とはコメを中心とした食事様式であり、煎《せん》じ詰《つ》めれば「コメを食べるために工夫された食べ方」に過ぎず、「コメ無しの一汁三菜」は食事として成立しない。食事の中心はあくまでもコメである。

おまけに、食材にはイモ類や根菜類など、糖質を多く含むものが多用されているし、さらに、「和食の味付けの基本は、さしすせそ（砂糖、塩、酢、醤油、味噌）」といわれるように、砂糖はまず最初に入れるべき調味料であり、大量に使われることが多い（私の母親は煮物を作る時、砂糖を袋ごとドサドサと惜しげもなく鍋に入れていたっけ）。また、大量の砂糖で甘くした郷土料理は全国各地にあって、料理を勧められて甘さに閉口したことは一度や二度ではない。

つまり和食とは「多くの糖質を食べさせる食事」であり、食後に血糖の急上昇をきたして大量のインスリンを分泌させるという意味で、「時代遅れの不健康な食事」なのである。

さらに、農水省のいう「栄養バランス」は、前著でも指摘したように、「あなたは毎日何を食べていますか」という日本国内で行なわれたアンケート調査の結果を集計したものに過ぎず、科学的根拠は皆無だ。「多くの人が食べているから栄養学的に正しい」という論法が栄養学でまかり通っているのであれば、栄養学は科学的方法論の基礎すら理解していないことになる。

「動物性油脂の少ない食生活が長寿や肥満防止に役立っている」というのも時代遅れの過去の常識だ。「脂質単独摂取では肥満にならない。食物中のコレステロールと血中コレステロールは無関係」ということが、すでに証明されてしまったからだ。

だが、そんな糖質たっぷりの和食を食べている日本人が、世界最高水準の長寿を享受しているのも事実だ。健康に悪い糖質を多く含む和食を常食しているのに、なぜ日本人は長寿なのだろうか？

2．平均寿命を左右するものは何か

現在、和食は世界的に「ヘルシーな長寿食」としてもてはやされている。日本人の平均寿命が世界トップクラスを長らく維持していて、多くの日本人が和食を食べているからだ。

しかし、これは正しいのだろうか。「日本人が和食を食べている」ことと「日本人の平均寿命が長い」ことは事実だが、「和食を食べている」から「長寿」なのだろうか。

まず、日本人の平均寿命の推移を見てみよう。

江戸時代の平均寿命は30〜40歳と推計されていて、これは高齢まで生きる人が少なく（徳川15代の将軍の平均死亡時年齢は51歳である）、乳幼児期死亡が多かったためだ。

平均寿命の正確な統計が取られるようになるのは、第二次世界大戦後であるが、日本人男性の平均寿命は、１９４８年に55歳、１９５１年に60歳、１９５９年に65歳、１９７１年に70歳、１９８６年に75歳、そして２０１１年には80歳と右肩上がりに延びてきた。

これらの平均寿命の値を現在の世界各国の平均寿命に当てはめてみると、事の真相が見えてくる。

２０１６年の統計によると、平均寿命50歳の国は、シエラレオネ、中央アフリカ共和国、アンゴラなど。55歳の国はモザンビーク、カメルーン、南スーダンなど。60歳はアフガニスタン、シリア、ウガンダなど。65歳はロシア、モンゴル、フィリピン、パキスタンなど。70歳はブータン、ベネズエラ、リビア、バングラデシュなど。75歳は中国、オマーン、クロアチアなど。80歳はルクセンブルク、シンガポール、ニュージーランド、オランダなどとなっている。

つまり、他国と紛争中の国や内戦下の国、経済的に困窮《こんきゅう》している途上国では平均寿命が短く、国情が安定している途上国ではそれより長く、先進国では最も長い。

考えてみればこれは当たり前で、紛争中の国、内戦下の国では、兵士である青壮年から先に死んでいくため平均寿命は短くなる。逆に、紛争がなくＧＤＰが高ければ、社会インフラや医療制度を整備・維持できるようになり、その結果として乳幼児期死亡率は低下して長寿者が増えてくる。

もちろん、これは食事や食料にも反映され、戦時下の国々では食料は乏しくて質も低く、先進国では栄養豊富で多種多様な食料が市場に溢《あふ》れている。両者の違いは、単に経済力の違い、社会の安定性の違いである。

和食が日本人の長寿化に関与していないことは、「社会インフラも医療制度もないが和食を食べている」状態で長寿が維持できるか、と思考実験してみればわかる。おそらく、全年齢層で死亡率が上昇して、平均寿命は極めて短くなるはずだ。要するに、和食を食べていても寿命は短くも長くもなるのだ。

「先進国」は「平均寿命が長い国」とほぼ同義であり、日本が長寿国なのは、先進国の一員だからだ。第二次大戦後、日本は焼け野原から復興して、先進国への道を歩み始めたが、それに歩調を合わせて平均寿命も延び始めた。要するに、国情の安定と経済の発展があれば、平均寿命は自動的に延び、それと同時に食事の内容も改善するのだ。

つまり、「和食」は長寿食ではなく、「先進国（＝長寿国）日本の食文化」と考えるべきなのだ。

「日本は和食を食べているから長寿国」というのは、要するに単なる擬似相関《ぎじそうかん》に過ぎない。擬似相関とは、無関係なもの同士にあたかも関連があるように見せかけるトリックであり、「日本人はお餅を食べているから長寿国」「日本には新幹線が走っているから長寿国」「日本は大人が電車でマンガを読んでいるから長寿国」という結論も、統計データ付きで導き出せるのだ。

3．和食を食べていなかった日本人――テレビが普及させた「一汁三菜」

日本人の食を考える上で極めて重要な資料が『日本の長寿村・短命村』（近藤正二、サンロード出版）である。これは、東北大学医学部衛生学教室の近藤教授が、1925年（昭和10年）から36年間かけて全国990ヶ所以上の町村を自らの足で歩いて訪れ、実際にどんなものを食べているのか、毎日の生活はどうなのかを詳細に記録した、貴重で類《たぐい》まれなる労作である。

内容を要約すると次のようになる。

●食材はその土地で採れるものに限られ、食材のバラエティに乏《とぼ》しい。

●毎日同じものを食べていて、料理法のバラエティも乏しい。

●隣り合った村同士なのに、食事（食材）が全く異なっていることがまれではない。

●コメを多食する地域もあれば、ほとんどコメを食べない地域もある。

●コメを多食する村は短命村であり、長寿村はない。野菜や海藻を多食する村は全て長寿村。

●村人たちは、「○○を食べる（食べない）のはこの村の風習だから」と回答している。

つまり、昭和初期〜中期の日本各地の村の住人は、現在でいう「和食」という概念がまるで通用しない食事を食べていた。しかも、村ごとに食材は異なっていて、共通性すら見いだせないのである。何しろ、和食の基本ともいうべきコメを食べない地域もあるのだから、一汁三菜はそもそも存在すらしていない。

21世紀の日本人は、村といえば人口減少に悩む僻地《へきち》の集落を思い浮かべてしまうが、じつは、昭和30年頃までは、日本の人口に占める農漁村人口の割合は今よりずっと高かったのだ（東北から上野への集団就職列車が運行されたのは昭和30年頃で、これ以降、地方から大都市への人口移動が本格化する）。だから、昭和30年代の「日本の食」を分析するのであれば、各地の村々の食生活を取り上げなければ全体像は見えてこないのだ。

じつは、私たち日本人が和食の基本と思っている「一汁三菜」が全国に普及するのは、じつに昭和50年代以降なのである。一汁三菜は、本来は懐石料理の形式の一つで、多種類の料理を並べる古い懐石料理を千利休がシンプル化したことに始まる。それが一汁三菜だ。

それ以後、一汁三菜は「もてなし料理」の意味で使われる料理界の専門用語だったが、NHKの『きょうの料理』の「家庭向きの懐石料理」をテーマにした放送回（昭和53年）で、「一汁三菜」という言葉で紹介され、その後料理番組で繰り返しこの言葉が登場したことから、一汁三菜は家庭料理の真髄《しんずい》としての地位を確立していったらしい。つまり、一汁三菜はテレビが普及させた食事法なのだ。

要するに、高度成長期の始まりとともに日本全体の経済状態が上向き、それによって平均寿命が伸び、一汁三菜の食事（和食）がテレビを通じて全国に普及した、というのが真相なのだ。全ての発端は経済成長であり、その他の変化は経済成長に付随して起きたものなのである。

それにしても、高度経済成長期以前の村では、なぜ地域ごとにバラバラの食事を食べていたのだろうか。

4．昭和30年頃の田舎とは

では、昭和40年頃までの日本各地の村々では、なぜ地域ごとにバラバラの食事を食べていたのかを、ここからみていこう。

理由は、昭和30年代の日本の田舎は、今の日本とは全く異なる世界だったからだ。

私（1957年＝昭和32年に秋田県の田舎町に生まれた）の記憶をたどると、自宅に風呂がある家に初めて住んだのは小学1年生頃で、それまでは銭湯通いだった。そして、最初の自宅風呂の風呂釜の燃料は薪《まき》だった。町内には井戸があり、毎日水汲《みずく》みをするのが普通だった。自宅に初めて白黒テレビが来たのは東京オリンピック（1964年）の数ヶ月前であり、固定電話（黒電話）が自宅に来たのはその数年後である。小学生の頃までは生まれた町の外に出ることは滅多になかったから、私にとっては東京も大阪もパリもニューヨークもM78星雲も、「自分とは無関係な遠いどこか」でしかなかった。

昭和30年代の日本の町村はおそらく、どこもこんな感じだったのではないだろうか。こういう当時の状況がわかると、前述の『日本の長寿村・短命村』にあった、

●村で採れた食材しか食べない。
●隣り合った村なのに食習慣が全く異なる。
●何より、昔からの食の風習を大事に守る。

の意味が初めてわかる。

地図上は隣り合っていても、自然障壁（河川や山など）があれば隣村との交流は難しいし、食べ物は自給自足するしかないため、村ごとに食習慣が独自進化するのは当然といえる。また、その村から出ることなく一生を終える人がほとんどであれば、地域の風習（＝社会のルール）に従った方が暮らしやすいし、面倒も少ない。

また、他の村との交流がなければ「この村は短命村だ」と気付くこともないし、短命であ

ることを悲しむこともない。自分の親も祖父母も曽祖父母も同じような年齢で死んでいるから、自分もそうだろうと思うだけだ。それ以外の世界を知らなければ、自分たちが置かれている状況に不満を抱くこともない。

歩いて移動するしかない時代には、隣村に行くこと自体が大変であり、移動だけで１日を費やすこともまれではなかったはずだ。近藤教授が９９０ヶ所の村の調査に36年もかかったのは当然なのである。

このような状況が大きく変化するのは、高度経済成長期以後だ。１９５０年代半ばから１９７０年頃にかけて、日本ではさまざまな変化が、いわば同時進行的に起こるのだ。それらが、お互いに交流がなく文化的に孤立していた村々や地域を結び付け、やがて日本全体が均質化していくことになる。

5．和食が標準食になった日

日本で、個人が好きな時に好きな場所に行けるようになるのは、個人が自動車を所有するようになってからだ。それ以前の日本人にとっては、「好きな時に好きな場所に行く」のは夢物語でしかなかったのだ。

乗用車が広く普及したのは1970年（昭和45年）頃と思われる。この年、「車は一家に一台」というテレビコマーシャルが登場するからだ。

もちろん、それ以前から、鉄道網・地下鉄網が整備され始めていて、大都市では庶民の便利な足として機能していたが、地方に行くと鉄道が通っているのは主要都市だけであって、それ以外の町や村は鉄道網とは無縁だった。

これは現在の東北地方でも同様であり、同じ県内の移動は鉄道では不可能であり、隣の町にすら行けないことも珍しくない。「地方では一人一台の車がないと生活できない」のは、このためだ。

「一家に一台の車」は、この移動の困難さを解決した。おそらくこの頃から、距離と時間は同等のものとなり、道路さえ通っていれば、どんなに遠くであっても、時間さえかければ必ず到着できる場所になった。

一方、情報革命をもたらしたのがテレビだ。日本国産第1号のテレビが発売されたのは1953年（昭和28年）で、同じ年に日本放送協会（NHK）もテレビ放送を開始しているが、この頃のテレビは庶民の手に届く値段ではなかったようだ。

それは、1960年（昭和35年）の「三種の神器」が、白黒テレビ・冷蔵庫・洗濯機だった事からわかる。テレビが一般家庭にも広く普及し始めたのは、1964年（昭和39年）の東京オリンピックの直前からである。

和食が日本標準食となる上で重要だったのは、テレビの料理番組だろう。『きょうの料理』（1957年放送開始）や『キユーピー3分クッキング』（1962年放送開始）などの番組だ。また、婦人雑誌や新聞に家庭料理のコーナーが常設されるのも、昭和30年代後半だ。この時、地方で生活していた日本人は、生まれて初めて「東京や京都や大阪では何を食べているのか」を知ったのだ。

テレビで見た料理を作るには、同じ食材と調味料が必要だが、従来型の村や町の八百屋、魚屋に並んでいるのは、地元で採れた食材と地域社会で作られる調味料だけであり、それでは「テレビで見た料理」は作ることはできなかった。この状況を変えたのがスーパーマーケットだろう。

それまでは、肉は肉屋、魚介類は魚屋、青果物は八百屋と、商品ごとに別々の店に行かなければならなかったが、「全国各地の多様な食品が並ぶ店内を、自由に歩きながら気に入った商品をカゴに入れることができる」スーパーマーケットは、買い物革命そのものであり、同時に、全国どこでも同じ料理を作れるようにした立役者と思われる。

ちなみに、日本初のセルフサービス方式の青果物店が東京・青山にできたのが1953年、日本最初の本格的スーパーマーケットであるダイエー1号店が神戸市三宮にオープンしたのは1958年である。

おそらくこの頃から、食品や食材は「生産地で大量に作り、輸送網で消費地に運び、大量に並べて売る商品」となったと思われる。

一汁三菜が和食標準となったのは、前述のように1980年頃であり、同時に、地域ごと・村ごとの食事は、次第に姿を消していくか、一汁三菜のシステムの中に取り込まれて「地域の伝統食」として残ったと思われる。

日本人が皆、一汁三菜という和食を食べるようになったのは、日本現代史のうちのごく最近のできごとであり、それ以前の日本には、「一汁三菜の和食」は懐石料理の世界にしかない特殊な料理だったのだ。

（3）「食べ物＝カロリー」仮説

1．「脂肪だけ」では太らない理由、「脂肪＋糖質」だと太る理由

糖質制限について説明すると、決まって「脂肪を好きなだけ摂取しても太らないのはなぜか？　高カロリーの脂肪が肥満の原因とならないのは不合理ではないか」という質問をいただく。

なぜ、脂肪を摂取しても太らないのか。理由は単純で、食品中の脂肪は皮下脂肪にも内臓脂肪にもならないからだ。つまり、脂身たっぷりの豚バラ肉を心ゆくまで食べても、オリーブ油を飲んでも、その脂肪は皮下脂肪にならないのだ。

肥満とは要するに、脂肪細胞中の中性脂肪が増え、脂肪細胞が肥大することにより起こる現象だ。脂肪細胞に中性脂肪の蓄積を促すホルモンの代表格は、ご存知インスリンであり、

インスリン分泌を促す糖質が肥満の唯一の原因だ。

逆に、脂肪を摂取してもインスリン分泌は起こらないので、肥満にはならない。肥満の原因はあくまでも、摂取すると必ずインスリンを分泌させる糖質だけなのだ。

さらに、食物中の脂肪は小腸から吸収されるが、吸収されるかどうかは血中の遊離脂肪酸濃度によりコントロールされている。血中遊離脂肪酸の濃度が低ければ脂肪は吸収されるが、遊離脂肪酸の濃度が正常値に達すると、腸管からの脂肪吸収はストップし、腸管内に残った脂肪は便と一緒に排泄される。

これは、血液中の遊離脂肪酸の溶存量には限界があって、それ以上は溶け込むことができないためらしい。つまり、脂肪たっぷりの食事をしても、それに含まれる脂肪が全て吸収されるわけではないのだ。

経口摂取した脂肪と肥満とは本来無関係であり、脂肪にしてみれば「無実の罪」を着せられたようなものだ。

ところが、ここに糖質が絡んでくると話が違ってくる。

［脂質と糖質の同時摂取］→［糖質によるインスリン分泌］→［血中の遊離脂肪酸濃度低下］→［腸管からの脂肪吸収が再開］→［インスリンの作用で脂肪細胞に中性脂肪蓄積］と

なるからだ。

つまり、脂質単独では太らないのに、脂質と糖質が組み合わさると、肥満の原因になってしまうのだ。

油と糖質（炭水化物）の組み合わせは、じつに魅惑的にして蠱惑的《こわくてき》だ。ヒト（糖質セイゲニストを除く）は油まみれの炭水化物が大好きなのだ。

チャーハン、焼きそば、焼きうどん、背脂《せあぶら》たっぷり系ラーメン、バターをたっぷり塗った焼きたてのトースト、豚しょうが焼き定食、揚げパン、フライドポテト、じゃがバター、ドーナツ、かりんとう、サーターアンダギー……これらの文字を読んだだけで、パブロフの犬のようにヨダレが出てくるのだ。そしてこれらはセイレーンの歌声のように「肥満の世界」に誘うのだ。

脂肪は永らく、「肥満の原因」という、いわれのない濡れ衣を着せられ、無実の罪に泣いて（?）きたが、その背景にあるのは、19世紀科学の亡霊ともいうべき「カロリー神話」である。

2．蒸気機関の時代

「食べ物は熱量（カロリー）である」という考えを提唱したのは、19世紀のドイツの化学者ルブネルである（１８８３年）。

彼がいかにしてこの発想を得たかについては伝えられていないが、彼が生きていた19世紀という時代と無縁ではなかったと思われる。

18世紀半ばに始まる産業革命は、いわば蒸気機関の１００年である。トマス・ニューコメンが最初の蒸気機関の建造に成功したのは１７１２年、ロバート・フルトンが蒸気船の航行に成功したのは１８０７年、ジョージ・スチーブンソンが蒸気機関車を走らせたのは１８２５年といった具合に、蒸気エンジンを応用したさまざまな機械が発明・実用化された。それらは前代未聞のパワーとエネルギーを生み出し、空前の規模の巨大産業に結び付いていく。

蒸気機関の原理を理論化したのは、物理学者サディ・カルノー（Nicolas Léonard Sadi Carnot、１７９６〜１８３２）で、理想的熱機関を思考実験することで、熱力学理論を完成させている（１８２４年）。

カルノーの理論はあまりに時代の先を行っていたため、数十年間忘れられていたが、19世紀後半にウィリアム・トムソンにより再発見され、カルノー理論を基に熱力学という物理学の一大分野が完成し、それは「熱力学第一法則（エネルギー保存則）」「熱力学第二法則（エントロピー増大則）」として結実する。

このような時代を背景に、「動物とは内燃機関ではないか」と考えた科学者が登場しても不思議はない（ちなみに、機械内部で燃焼させるのが内燃機関、外部で燃焼させるのが外燃機関である）。その一人がルブネルではないかと思われる。

たしかに、動物の体を蒸気機関本体、食物を燃料に置き換えると、「外部から摂取した食べ物を、体内で燃焼してエネルギーに変えて体を動かす」となり、非常にわかりやすくなる。思い付きとしては決して悪くない。

そしてルブネルは実験を繰り返し、食物が熱量（カロリー）を持ち、熱量は食物の種類によって決まっていることを実験で証明する。それが、炭水化物4キロカロリー、タンパク質4キロカロリー、脂質9キロカロリーというお馴染《なじ》みの数字だ。まさに食物はカロリーであり、動物はそれを食べることで、活動のためのエネルギーを得ているように見えたし、何より、理論としても非常にシンプルで理解しやすいものだった。

このようにして成立したのが「食物＝カロリー」仮説だが、思いもよらぬ理由から世の中に広まっていく。それには、科学につきものの2つの誤算が関与していて、ルブネルの与《あずか》り知らぬことだった。

3．食べたものの行方

1つ目の誤算は、物理学と生物学では発展のテンポが大きく違っていたこと、2つ目の誤算は、この仮説を誰も検証しなかったことだ。

19世紀はさまざまな科学の分野が発展した時代だが、全ての分野が歩調を合わせて一様に発展したわけではない。

たとえば、熱力学はこの時代には完成の域に近付いていたが、同時期の生物学や生理学は発展途上の状態であり、人体の仕組みについてもわかっていないことだらけだった（ちなみに、生物学が大きく発展するのは20世紀半ば以降である）。

その「よくわかっていないこと」の一つが、消化吸収のメカニズムであり、19世紀半ばではほぼ未開拓分野同然だった。そういう状況下でルブネルは、生命現象の本質に迫ろうとして、「人体をブラックボックスとみなして、食物をインプット、運動などの身体活動をアウトプットと単純化する」というアイデアを思い付き、「食べ物＝カロリー」仮説に到達したのだろう。

機関車（人体）に石炭（食料）を積み込んで燃やして走り、石炭が足りなくなったら補給するという、非常にシンプルかつ具体的なアイデアであり、まさに19世紀の社会にふさわしい理論といえる。

しかし、人体と食事の関係は、ルブネルの想定よりはるかに複雑だったのだ。私たちが食べた食物は、一部は活動のためのエネルギー源となるが、残りは「体を作るための部品の材料」となっていたのだ。つまり、機関車を走らせる石炭であるとともに、機関車補修のための材料でもあったのだ。

私たちの体はおよそ37兆個の細胞から構成されるが（以前は60兆個と考えられていたが、最新の研究では37兆個という説が有力）、そのうち、毎日1兆個の細胞が壊されては、新しく作られた細胞に置き換わっている。つまり、人体のあらゆる場所で絶え間ない「スクラップ・アンド・ビルド」が起きていて、そのことによって生命は維持されていたのだ（これが「動的平衡《どうてきへいこう》」と呼ばれる現象だ）。

しかも、「壊される1兆個の細胞」は、すでに壊れた細胞ではなく、正常に機能している正常な細胞なのだ。使えなくなったものを壊すのでなく、まだ使えるものを壊しているのだ。

その理由は、人体の臓器の多くは24時間連続稼働を前提としていて（例：循環系、呼吸系、免疫系、中枢神経系）、それらは連続稼働を維持しながらメインテナンスするしかないからだ。機械なら「いったん止めてメインテナンス」ができるが、肺や脳が機能停止すれば、死ぬしかない。だから、肺も脳も動いている（機能している）状態でメインテナンスするしかなく、細胞が不調になってから新品の細胞と取り替えていては手遅れになる。だから、正常に機能している細胞を壊して、最新の細胞と入れ替えているのだ。

メインテナンスのために壊した細胞成分のうち、再利用可能なものは新しい細胞に取り込まれるが（これがオートファジーと呼ばれる現象）、不足する成分は食物として外部から取り込むしかない（これが食事だ）。

要するに、食物は活動のためのエネルギー源（カロリー）でもあるが、体を作る部品の供給源でもあったのだ。

これらが明らかにされたのは20世紀後半であり、19世紀の科学者には知る由《よし》もないことだった。繰り返しになるが、生物の体は19世紀の生物学者が想像していたよりもはるかに複雑であり、食物も、カロリー数で論じられるほど単純ではなかったのだ。

つまり、「食物＝カロリー」説は、半分は正しかったが、残り半分は間違っていたのである。

だが、その「半分しか正しくない19世紀の仮説」はいまだに世界中に広く信じられているし、それどころか、栄養学と医学の基礎理論となり、社会の常識となっていく。

4．19世紀の亡霊が現代医学を歪めた

仮説は提唱者自身の実験による証明、そして第三者による検証（再実験）で同じ結果が得られることで、科学的事実と認められ、検証に耐えたものだけが生き残る。

では、「検証する第三者」とは誰か。もちろん、その仮説に関心を持った他の研究者だが、一般に研究者という生き物は、自分で考え出した理論を証明する実験は大好きだが、他人の実験の検証は好まないのである（それをしても金にも名誉にもならないから）。

だから、その仮説に関心を持つ研究者が現れなければ、検証されないまま、長いこと放置されることは珍しくない（前述のカルノーの熱力学理論がその例だろう）。

「食べ物＝カロリー」仮説も放置され、その正しさは検証されないままに時間が経過した。仮説を提唱したルブネルも、自説が誰にも検証されないまま放置されるとは夢にも思っていなかっただろう。

放置された理由は、当時の生物学・医学のレベルでは「食べ物＝カロリー」仮説が正しいかどうかを判断する知識も手段もなかったためだろう。当時の科学者には、食物を燃やして熱量を測定し直すくらいしかできなかったのだ。

だが、この仮説は広く世に知られるようになる。「食べ物＝カロリー」という考えは、シンプルで理解しやすく、理に適《かな》っているように見えたことに加え、これに代わる理論がなかったからだろう。そして何より、食料を定量的に扱える理論は便利だった。この説は世に広まったが、それが「検証されていない単なる仮説」であることに誰も気が付かなかった。逆に、「自明の理なので正しいに決まっている」と認識されていった。

20世紀になっても「食べ物＝カロリー」仮説は検証も反論も反証もできない状態が続いた。いわば「間違いですらない」宙ぶらりんの状態だが、それが正否不明のペンディング状態の理論とは誰も思わなかった（物理学の世界でこれに近いのが「超ひも理論」である。証明も反証もできない状態が50年間続いている）。

「食べ物＝カロリー」仮説は、いわば19世紀科学の亡霊であり、幻だ。だが、この亡霊は社会にも科学にも深く根を延ばし、人々の脳裏に染み付いていた。そして、人々はこの亡霊があまりにも頻繁に日常会話に登場し、マスコミで繰り返し取り上げられるため、幻でなく実体ある存在だと錯覚してしまった。やがて、実体を纏《まと》った亡霊は、現実社会に影響を及ぼすようになった。

先進国で肥満と糖尿病が問題になった時、「食べ物＝カロリー」仮説は、「摂取カロリーが消費カロリーを上回るから肥満・糖尿病になる」という発症メカニズムを提示した。その結果、肥満を減らすにはカロリー制限と運動が有効、という常識が生まれ、糖尿病の標準的治療も「カロリー制限＋運動」になった。

肥満と糖尿病の原因が高カロリー食である以上、脂質摂取を減らすことが急務になったが、脂質を減らした分を補ったのが「低カロリーでヘルシー」な糖質であり、糖尿病治療食もこの路線を踏襲《とうしゅう》した。そして、糖質は安価で食事のボリュームを維持できる便利な食べ物だった。

心筋梗塞の増加も脂肪摂取が原因とされたし、高コレステロール血症の原因も食物中のコレステロールとされた。まさに脂肪は忌《い》み嫌うべき食物となり、「忌まわしい脂肪」を減らすために、逆に食事中の糖質量は増えていった。

そして世の中には「低カロリー・低脂肪・高糖質の健康食品」が跋扈《ばっこ》することになった。肥満患者は、低カロリーな低脂肪食品を食べては運動したが、減量に成功した人はわずかだった。同様に、糖尿病患者も増え続けた。糖尿病患者の治療に低カロリーの食事を指導しているのに、血糖値はなかなか下がらず、多くの患者はインスリン注射が必要になった。きちんと治療しているのに糖尿病性腎症から人工透析になったり、糖尿病性壊疽《えそ》から下肢切断になる患者も増加した。

亡霊に立脚した治療理論は、現実の患者の治療には無力・有害だったが、それに気が付く医者はほとんどいなかった。それどころか、医者の多くは心の中で、「患者が医師の指導を守らず、きちんと低カロリーの食事を食べなかったから、糖尿病が悪化したのだ」と考えた。

さらに、「食べ物＝カロリー」仮説は政治にも利用された。我が国の農水省は一貫して「日本は先進国の中で食料自給率が際立って低い」ことを数字を挙げて説明し、農業保護の必要性を訴えてきた。ところが、日本とその他の国では、自給率の算出方法が異なっていたのである。

日本以外の国では、食料自給率は生産額ベースで計算しているのに対し、日本だけはカロリーベースで計算していたのだ。実際、２０１４年の自給率をカロリーベースで計算すると

39％、生産額ベースでは64％となる。

農水省にとっては、自給率は低い方が都合がいいことは明らかだ。日本農業が弱々しいほど、農業保護政策の重要性が増し、予算折衝で有利になるからだろう。カロリーの低い穀物や野菜の生産量が多いほど、自給率が小さくなる計算法（＝カロリーベース）は、そうした農水省の思惑に合致した。しかも、「食料とはカロリーである」と考える人が圧倒的多数派であれば、カロリーで食料自給率を計算する不自然さに気が付かれる可能性はほぼゼロだ。数字は嘘をつかないが、数字で嘘はつけるのだ。

19世紀の亡霊は、21世紀の人間と社会をいまだに翻弄《ほんろう》し続けている。

（4）ヒトは農耕開始以前から増えていた

1．先史人類の人口動態

前著では、農耕と人口の関係について、「穀物は体に悪い質の低い食料だったが、食料供給が安定したため人口が増えた」というように説明したが、どうやらこれは正しくなかったようだ。農耕開始以前から、ヒトの人口は増えていたからだ。

先史時代の人口動態については『人口の世界史』（マッシモ・リヴィーバッチ、東洋経済新報社）に詳細なデータがある。

●旧石器時代盛期以前の人口は、数十万人を超えることはなかった。

●新石器時代に至る3万年間の人口増加率は、年率0・1‰（パーミル）以下で、人口倍増期間は8000～9000年。

●キリスト誕生前1万年の間、新石器文明が近東および上エジプトから拡がるにつれて、成長率は0・4‰となり（人口倍増に2000年はかからない）、人口は数百万から2億5000万人にまで増えた。

石器時代（人類が青銅器を使い始める以前の時代）は通常、旧石器時代と新石器時代の2つに分けられていて（両者の間に中石器時代を想定する研究者もいる）、その境界は1万年前（正確には1万2000年前）の農耕開始であり、農耕開始前の時代が旧石器時代、農耕開始以後が新石器時代となる。

この時代区分に従ってリヴィーバッチの記述を書き直すと次のようになる。

●ヒト誕生〜4万年前（旧石器時代）までは、人口は数十万人を超えることはなかった。

●4万年前〜1万年前（新石器時代）までは人口増加率は年率0・1％以下だった（人口倍増期間は8000〜9000年）。

●農耕開始以降（1万年前以降）、成長率は0・4％となり（人口倍増は2000年に短縮）、西暦元年頃には人口は数百万〜2億5000万人に増えた。

すなわち、人口増加は農耕開始以前からゆっくりと起きており、農耕開始が人口増加をもたらしたとする従来の説明は正しくないのだ。つまり、食料が増えたから人口が増えたのではなく、食料とは無関係に人口が増え始めたのだ。

では、4万年前に何が起きたのだろうか。

答えは、「定住化」だ。

前著で詳しく説明したように、ヒトは［狩猟採集・遊動生活］→［狩猟採集・定住生活］→［農耕・定住生活］と生活様式を変えていった。従来は「狩猟採集生活からいきなり農耕生活になった」と考えられていたが、最近では「定住化」というワンクッションがあったからこそスムーズに農耕生活に移行できた、というのが定説となっている。

つまり、人口が増え始めるのは、「狩猟採集・定住生活」に入ったことがきっかけであり、農耕生活になっていきなり人口が増えたわけではないのだ。

では、ヒトはなぜ定住化したのだろうか。

2．最終氷期と定住化の試み

前述のように、ヒトは４万年前からゆっくりと人口を増やしていったが、じつはそれよりさらに３万年前に、ヒトの人口は世界全体で数千人程度にまで激減したことがわかっている。

７万４０００年前に始まった最終氷期に、７万３０００年前のスマトラ島のトバ山の巨大噴火が加わって、急激な気候の変化が起きたからだ（「トバ・カタストロフ理論」と呼ばれている）。

ヒトはこの時、絶滅してもおかしくない限界ギリギリの数まで個体数を減らしたが、逆にこの頃から、ヒトの脳はそれまでにない能力（工夫や努力など）を獲得し、さまざまな道具を発明していったのだ。この脳の変化も、定住化に伴って起きたものである（別項で詳述する）。

遊動生活から定住生活へというライフスタイルの変化には、さまざまな要因が関与していたと考えられ、私は次のような要因を想定している。

●急激な寒冷化により生息に適した範囲が狭まり、移動範囲が制限された。
●生物相が激変し、採集だけでは食料調達が難しくなった。
●哺乳類をターゲットとする狩猟が始まり、その後、動物が寒冷適応で大型化すると、多人数での狩りが必要になった。多人数が共同作業するためには、移動しないで定住した方が都合が良くなった。
●狩りが成功すると大量の肉が得られ、肉があるうちは移動する必要がなくなった。
●火を使うために定住が必須になった（火については別項で詳述）。

氷期（氷河期）とは、気候が寒冷であると同時に、気候の変動幅が大きいことが特徴だった。だから、氷期の始まりといっても、「突如として平均気温が低下」したわけでなく、「気候の変動幅の小さい時代」から「気候の変動幅の大きな時代」へと徐々に変化したようだ。これが通常の氷期の場合である。

しかし、最終氷期では予期せぬ出来事が起きた。トバ山大噴火である（過去100万年間の地球で最大規模の巨大噴火である）。吹き上げられた火山灰はジェット気流に乗って世界中に広がって日光を遮《さえぎ》り、地球全体の平均気温を一気に3〜6℃低下させた。そしてこの日光遮断と温度低下は数年間以上続いたと考えられている。

日照量の激減は植物の成長を妨げ、急激な気温低下は昆虫などの変温動物を直撃したはずだ。その結果、生物相は驚くほど短期間に変化したと考えられる。

ヒトは7万年前に衣服を発明し、寒冷な気候に次第に順応していったが、それまでの主たる食料だった昆虫や小動物（軟体動物、両生類、爬虫類《はちゅうるい》）の激減には困り果てたはずだ（先史時代の食については別項で詳述）。そこで、「昆虫主体の採集生活」から、「哺乳類相手の狩猟生活」へとライフスタイルを変えざるをえなくなり、それに伴って、ライフスタイルも遊動から定住へと軸足を移していったのだろう。

しかし、ヒトはもともと、決まった塒《ねぐら》を持たずに遊動生活を続ける霊長類であり、定住生活は本来ありえない行動である。つまり、定住化には「本能を押さえ付ける」能力が不可欠だったはず。

「本能による情動的行動を抑制する」のは大脳新皮質の前頭連合野の仕事だ（別項で詳述）。しかし、ヒトの脳の前頭連合野が機能し始めるのは今から5～7万年前なのだ。おそらく、［必要に駆られての定住化の試み］→［定住による刺激が前頭連合野の発達を促進］→［定住化に必要な努力と工夫が可能に］→［定住期間の延長］……という形で、相互に影響し合い、定住生活を続けていったと想像される。

ヒトはおそらく、3～4万年かけてゆっくりと定住生活に慣れていき、次第に「移動しない日数」を延ばしていき、それと同時に本能を抑える術《すべ》を会得していったのだろう。

以上が私の考える定住化へのストーリーだ。あとは、定住化が人口増加に結び付くプロセスを解き明かせば、ジグソーパズルが完成する。

欠けているピースは「子育て」である。

3．定住化による人口増加のメカニズム

なぜ、遊動生活から定住生活にライフスタイルが変わっただけで、人口が増え始めたのか。その理由について、先ほども紹介した『人口の世界史』（マッシモ・リヴィーバッチ、東洋経済新報社）では、ボツワナの狩猟採集民クンサン族が、定住生活を始めた直後から出生率が向上したという事実を踏まえ、先史時代でも同じ変化があったと説明している。

だが、私はこの考えは正しくないと考えている。クンサン族はたしかに、先史時代のヒトについて多くの事実を教えてくれる先住民だが、彼らはあくまでも20世紀に生きる狩猟採集民であり、育児のための道具を持っている時点で、先史時代のヒトとは全く異なっているからだ（もっと端的にいえば、両者は脳の機能が全く違う）。

先史時代のヒトのライフスタイルは、非常にシンプルだ。

●十数人程度の乱婚的血縁グループで生活。決まった発情期を持たず、集団内で頻繁に性交を行なうことで、集団の結束を高めた。

●特定の塒《ねぐら》を持たず、草原を集団で歩いて移動。
●一日の移動距離は10～20km程度。歩きながら食料採取。移動の際に携帯するものは石器のみ？
●衣服を身に着けていない。

一日の移動距離が10kmというと、都心でいえば池袋駅から新橋駅までの距離に相当する。実際に歩いてみるとわかるが、両駅間の道路はほぼ直線状で、2時間半で歩ける距離である。また、手に石器を持って歩くというのは、スマホと財布を手に持って歩くようなものだろう。実際にスマホと財布だけを手に持って池袋から新橋まで歩いてみるとわかるが、楽勝である。しかも、食料（昆虫や小動物）はそこら中に溢れていて、子どもでも遊びながら捕まえられる。彼らはそれしかしなくていいし、それ以外は何もしなくていいのだ。

彼らの日常をこのように想像してみると、「生きるために必死」という雰囲気とは無縁の、暇で時間を持て余していた様子しか浮かばない（これに関しては、現代の狩猟採集民の生活も同様らしい）。食料は簡単に手に入るし、必要な食料が得られればそれ以上移動する必要もない。彼らの生活が「遊動生活」といわれる所以だ。

もちろん、ヒョウなどの大型ネコ科動物に子どもが襲われることはあるが、群れ全体が危機に直面するという状況ではなかっただろう。「有り余る食料に囲まれた、暇で退屈でセックス三昧の日々」が彼らの日常だったのである。

しかし、乳飲み子を抱えた母親となると話が違う。ヒトの新生児というのは、極めて手のかかる厄介な生き物だからだ。

ヒトの新生児は、体重3キロと他の霊長類の新生児より格段に重く（ゴリラ、チンパンジーの新生児は1・8キロ。オランウータンは1・5～2キロ）、つまり、新生児は先史時代のヒトが移動の際に持ち運ぶものとしては突出して重いものだったのだ。

しかも、ヒトの新生児の脳は、成獣のチンパンジーの脳と同じ重量であるが、首は細くて筋力がないため、頭を支えることもできない。

さらに、ヒトは「毛（獣毛）のないサル」であって、体温が低下しやすく、特に新生児は体積に対する表面積の割合が大きいため、体温を失いやすい。このため、母親が胸に抱き続けて暖める必要がある。

おまけに、赤ん坊の運動器系の成長は、他の霊長類と比べると極めて遅く、首が据《す》わるまでに3ヶ月、足で立ち上がるまでに1年、自分で食料を採れるようになるには5年以上かかる。つまり、母親はその間、子どもにつきっきりになり、それはかなりの負担だったはずだ（このような状況では次の子が生まれても育てられないため、生まれた子は育てなかったと考えられている）。

つまり、乳飲み子を持った先史時代の母親は、「3キロもの重量があり／自分で動くこともできず／体温を保つのも難しい」赤ん坊を腕に抱いて、一日に10㎞移動しなければならず、それが数年間、毎日続くのだ。先史時代のヒト社会においては、これは例外的な重労働であろう。しかも、抱っこベルトなどの道具はなく、落下事故は避けられなかっただろうし、その場合、獣毛を持たず頭の重い赤ん坊は、無傷では済まなかっただろう。新生児が5歳過ぎまで生き延びられる確率は、一体どのくらいだったのだろうか。

要するに、ヒトの新生児が不釣り合いなほどの巨大な脳を持って生まれるようになった時から、育てるのが難しくなったと思われる。先史時代に人口が一定以上に増えなかったのはこのためであり、それどころか、「巨大化した脳を持った子どもが生まれるようになったために個体数が減り、やがて絶滅したヒト属」となっていても不思議はなかったのである。

ちなみに、ヒトが二足歩行を始めた経緯には、さまざまな説があって定説はないが、「体重3キロで成獣チンパンジーと同じ脳重量を持つ新生児」が生まれるようになった時、母親がすでに二足歩行していなければ、育児は不可能だったはずだ。「体重が重く、自力でしがみつくこともできない（しがみつこうにも母親の肌はツルツルだ）」赤ん坊は、腕に抱いて運ぶしかなく、そのためには二足歩行が大前提となるからだ。3キロの物体を上肢に抱いて二足歩行で10㎞歩く能力のある母親がいたから、巨大な脳を持つヒトが絶滅しなかったのだ。

しかし、遊動生活から定住生活に移行すると、移動中の落下事故はなくなるし、移動に際してのさまざまな子育て上の問題もなくなる。同時に、安全な定住地が見つけられれば、捕食獣からも襲われにくくなり、移動生活よりは格段に安全になる。遊動生活と定住生活では、子どもの育てやすさと子どもの安全が全く異なるのである。

以上から、ヒトは定住化で出生数が増えたのでなく、移動生活に特有の新生児〜乳児期の死亡率の高さが定住生活で解消されたために人口が増えた、と私は結論付ける。

4．農耕は人口増加を加速した

1万年前のメソポタミア地方での農耕開始以後、ヒトの数は着実に増え始め、人口増加率も次第に上昇していった（とはいっても、現代の人口増加に比べたら微々たるものだが）。

人口が増えた要因は、主に次の2つである。

●農耕開始とともに、子どもは育てる価値のある存在となった。

●ヤギの家畜化でヤギの乳で子育てできるようになり、複数の子どもを同時に育てられるようになった。

遊動生活では、赤ん坊（特に新生児）はいわば足手まとい・邪魔ものだったが、定住生活では、少なくとも邪魔なものではなくなった。そして、農耕の開始とともに、子どもは貴重な労働力となり、食料生産のために欠かせない存在となっていく。

要するに「子どもの価値」が変化したのだ。

農耕には水やり、水路の保守点検、雑草取り、害虫取りなど、仕事が山ほどあり、それには多くの労働力が必要だ。さらに、家畜を飼うようになれば、その世話も必要になる。狩猟採集生活は、遊びがてらの「遊動」生活だったが、農耕生活は、朝から晩まで働きずくめの「労働」生活だ。この変化に伴い、子どもが役に立つ存在、貴重な財産となったのだ。

この過程で一夫一妻制が誕生したと考えられている。先史時代のヒトは乱婚的血縁グループで暮らしていて、父子関係という概念そのものが存在しなかった（誰が父親かは誰にもわからず、誰も気にしていなかった）。しかし、農耕が始まると、「これは自分の子どもで私が所有している」と男が周囲に宣言する必要が生じ、同時に、その子どもを育てるためには母親も必要となり、「これは私の子どもを産んで育てている女で私が所有している」との宣言も必要になったのだ。これが一夫一妻制の起源とされている。

ちなみに、遊動生活では男・女は完全に平等だったが、一夫一婦制により、女性は男性の所有物となり、女性の社会的地位は著しく低下することになる。

そしてメソポタミアでは、農耕開始に少し遅れてヤギの家畜化も始まるが、ヤギの乳でヒトの赤ん坊も育てられることがわかると、子育て様式は大きく変化した。狩猟採集・遊動生活では、子どもが自分で食べられるようになる4〜5歳になるまで母乳で育てていたが、ヤギの乳でも育てられるようになると、授乳期間は次第に短くなっていった。その結果、授乳による排卵抑制（授乳中はホルモンの分泌により排卵しにくいようになっている）がかからなくなって、次の妊娠が早まっていく。

こうして農耕開始とともに子どもを大切に育てるようになり、同時に複数の子どもを育てられるようになったため、人口増加に結び付いたと考えられる。

もちろん、定住化はいいことだらけではない。定住地で人口が増加し、家畜との共同生活が始まると、「排泄物などによる定住地の汚染と衛生状態の悪化」「人畜共通感染症の発生」という問題が生じたのだ。しかし、人口増加は止まらなかった。農耕による人口増加作用は、生活環境悪化や感染症増加による人口抑制作用を凌駕《りょうが》していたからだ。

これを図らずも実証したのが、前述のクンサン族である。彼らは20世紀に至るまで、カラハリ砂漠で狩猟採集・遊動生活を送っていたが、1990年代からボツワナ政府が、地下資源開発と自然保護を名目に彼らの移動範囲を保護区とし、保護区域外への定住化を強制的に推進した。その結果、彼らの生活は［狩猟採集・遊動生活］→［農耕／牧畜・定住生活］へと一気に変化したのだ。

あまりに急激なライフスタイルの変化は、深刻な問題（民族としてのアイデンティティ喪失、アルコール依存症など）を発生させたが、それにもかかわらず、出産率だけは一貫して上昇したことが報告されている。そして、これがさらにクンサン族の貧困問題を悪化させたのである。

5．われわれが受け継ぎしもの——増殖能の祖先「シアノバクテリア」

このように、定住化と農耕開始がヒトの人口に及ぼした影響を見てみると、人口の増加と食料供給量増加には関係がないことがわかる。つまり、「農耕により食料供給が安定したから人口が増えた」という従来の説明は成立せず、得られる食料の多寡《たか》にかかわらず、人口は増えたのだ。

その理由は、われわれが「数を増やすことで生き延びたもの」の末裔《まつえい》であり、その遺伝子を受け継いでいるからだ。

地球で最初の生命が誕生したプロセスについては、さまざまな仮説が提案されていて、まだ結論は出ていないが、少なくとも、

●外部と内部を隔てる膜
●外部から取り込んだ物質からエネルギー（ATP）を作り出す能力
●自己複製能

の3条件が同時に成立した時初めて、地球型生命体が誕生したということでは意見は一致している。

この3条件を満たす最初の生命体が誕生する前の地球では、多種多様な「プレ生命体」とも呼ぶべき物質（＝3条件のうち1つか2つの条件を満たすもの）が形成されたと考えられている。

それらのうち、構造が不安定なものは、分解されて有機物などの分子に戻り、構造が安定していたものだけが分解を免れた。そして、長い時間をかけてプレ生命体は環境という篩《ふるい》にかけられ、より安定したものだけが残っていった。

プレ生命体たちは海中を漂《ただよ》いながら移動し、運良くエネルギー源にたどり着けたものだけが構造を維持でき、存続できた。そして、さまざまなエネルギー源の中で最も効率的にエネルギーを生み出す物質を好むプレ生命体が有利になり、プレ生命体の種類はさらに絞り込まれ、その他のものは脱落していった。

そして、エネルギー源となる物質を巡る争奪戦となり、最も速く分裂して個体数を増やしたものが最終勝者となった（つまり、エネルギーを自己複製に優先的に振り分け、他の用途にあまり使わなかったもの）。

最終勝者は、個体数で他を圧倒してエネルギー源を独占し、その他の生命体はエネルギー源にたどり着けなくなり姿を消した。この唯一の最終勝者が地球型生命体の共通祖先であり、その後の地球上のあらゆる生命体（真正細菌、古細菌、真核生物）の始祖となったと考えられている。

現在の地球上のあらゆる生命体の遺伝子の基本構造と遺伝子複製方法は共通しているが、このことこそが、ただ一つの共通祖先から遺伝子を受け継いだ証拠と考えられている。その遺伝子には「増えよ」と書かれていた。それは、共通祖先が最終勝者になれた勝利の方程式であり、守るべき家訓として子孫たちに伝えたものだった。旧約聖書の「産めよ、増やせよ、地に満ちよ」は、まさに、地球型生命体の最古のセントラルドグマだったのである。

逆にいえば、地球型生命体は、増殖能は内蔵していたが、増殖を制御するプログラムは書き込まれていなかった。標準装備されていたのはアクセルのみで、ブレーキはオプション扱いですらなかったのだ。

この増殖能というアクセルを目一杯踏み込んで暴走し、ついには地球環境を根本的に変えてしまった生物が、シアノバクテリア（酸素発生型光合成細菌）だ。

シアノバクテリアは32億年前に誕生したが、当初は太陽から降り注ぐ強烈な紫外線のために、太陽光がわずかしか届かない海域でしか生息できず、少量の酸素を発生させるだけだった。

しかし、27億年前に、地球の中心核が内核と外核に分離して地球全体が巨大な磁石として機能するようになると、磁力が太陽風を遮るバリアとなった。その結果、シアノバクテリアは海表面でも生存できるようになり、シアノバクテリアは強い太陽光から得たエネルギーによって猛烈な勢いで分裂を始め、大量の酸素を排泄し始めたのだ。

シアノバクテリア自身にはその分裂を止める手段はなく、結果的に地球の大気と海水は酸素という強力な酸化剤を大量に含むことになった。それまで、嫌気的かつ還元的な環境で我が世の春を謳歌《おうか》していた嫌気性細菌にとって、地球はまさに地獄と化し、嫌気性菌の多くは絶滅するか、酸素のない環境に逃げ込むしかなかった。

これが大酸化イベントと呼ばれる地球史上の大事変だが、「地球史上最悪の生物による環境汚染」と呼ぶ地球史研究者も少なくない。

増殖能しかない生物が増殖に適した環境に一人置かれた時、地球全体の環境すら変えることができるモンスターに変身したことを示している。

6．そしてリミッターは外された

現在の地球で野放図に繁殖している生物は、ヒトと一部の動植物だ。また、27億年前のシアノバクテリアの爆発的増殖もそうだ。

しかし、これら以外の生物は、一時的に個体数を増加させることはあっても、地球規模で暴走的増殖を続けることはない。つまり、生物そのものは増殖抑制機能を内蔵していないが、増殖のリミッターが外部に存在していることになる。

リミッターは「その生物の本来の生息環境（生息条件）」である。暴走を始めるのは決まって、「本来の生息環境でない環境に紛れ込んだ／生息環境が変わった」時だからだ。

たとえば、シアノバクテリアの「本来の生息環境」とは、彼らが誕生した32億年前の地球、すなわち、地磁気がなく強烈な紫外線が降り注いでいた海中であり、この条件下では、シアノバクテリアはその他大勢の細菌の一つに過ぎなかった。

しかし、地球自体の進化で地磁気が発生した時に環境が変わり、シアノバクテリアの大暴走が始まった。つまり、シアノバクテリアの増殖リミッターは「32億年前の地球」だったのだ。

　通常、ある種類の生物が一時的に増えることはあっても、それには必ずブレーキがかかる。捕食者が増え、同時に食料が不足するからだ。つまり、「捕食・被捕食ネットワーク」が成立している限り、特定の生物だけが無制限に増えることはなく、「捕食・被捕食ネットワーク」がリミッターとして機能する。

　だが、「捕食と被捕食」関係が成立しているのは、あくまでも「本来の生息環境」でだけである。だから、外来種（本来の生息環境でない場所に持ち込まれた生物）に捕食者は存在せず、暴走的に増殖することは珍しくない。

　同様に、ヒトがその地域の捕食獣（例：オオカミ）を選択的に駆除・殺戮《さつりく》した場合には、被捕食者である草食動物（例：シカ）が際限なく増え、これまた深刻な環境破壊を引き起こしてきた。

　そして、これはヒトにおいても同様だ。

　ヒトの場合も、他の動物同様、増殖のリミッターは「先史時代の生活様式」であり、具体的にいえば、捕食獣による捕食と遊動生活に伴う新生児期〜乳児期死亡率の高さがリミッターとなっていた。このため、先史時代の人口は一定以上にはならなかったのだ。

だが、ヒトはその後、人類文明という名のリミッター外しに奔走する。

定住生活への移行は、遊動生活というリミッターを外し、農耕は「ヒト本来の食料で生きる」というリミッターを外した。

産業革命は、「自然界の生物から得られるエネルギーだけで生活する」というリミッターを外し、近代・現代医学は、細菌やウイルス、癌というリミッターの無効化に手を伸ばしていて、さらに、寿命という究極のリミッターまで外そうと研究している。

もちろん、ヒトには破壊したものがリミッターだったことは知りようがなかったし、その時々の流れで問題を解決しているうちに、図らずもリミッターを破壊してしまったのだ。

すなわち、定住化して人口が増えて食料が足りなくなったから、それまで食べなかったもの（＝穀物）を食べられるようにし、それでも人口が増えたから、畑で育てて増やし、それでも足りなくなったから、森を切り開いて畑に変え、森を切り開くための道具を発明した。

さらに人口が増えて住む場所が足りなくなれば、遠くに移住し、それでも足りなければ、大海原を渡って定住地を作り、より遠くに大量の人間を運ぶための移動手段を発明し、そのためのエネルギー源を地下から見つけた。

狭い土地に多くの人が住むようになった結果、物資の争奪戦となり、紛争に勝つための武器が開発され、戦争は科学を発達させた。

ヒトは、人口増加を「人類文明の勝利」と考え、万物の霊長と自画自賛しているが、それは単に、リミッター破壊による自動的な人口増加に過ぎなかったのだ。そして実際、定住化以降の人類史は、〔最初のリミッター破壊〕→〔人口増加〕→〔食料不足〕→〔次のリミッター破壊〕→〔さらに人口増加〕→〔食料不足〕→〔新たなリミッター破壊〕→……の繰り返しでしかないのだ。

現在、世界の人口は一日20万人ずつ、一年で7000万人ずつ増えていて、すでに74億人を突破していると見積もられている。

その中で、人口がわずかに減り始めているのが先進国だ。これには、先進国に共通して見られる社会現象（晩婚化、女性の社会進出）の他に、子どもの教育コストが高騰して複数の子どもを持てなくなったことが大きな原因とされている。

つまり、先進国特有の高度で複雑なシステムに子どもを適応させるための教育コストが、人口の新たなリミッターとなったわけだ。しかし、これはリミッターとしての機能は弱く（実際に人口が減り始めるまでにかなり時間を要する）、一年で7000万人ずつの増加という数字の前では、焼け石に水だ。

７０００万人といえば、タイ一国の人口（６９００万人）に匹敵する（２０１６年、ＷＨＯ）。つまり、現在の地球では、毎年、国家１つ分の人口が増えていることになり、どれほど異常な状態かが実感できる。

そして、新たに加わった７０００万人は、７０００万人分の食料を消費し、人口増加のスピードはさらに増していくのだ。

そして、その先に待ち構えているのは「食料生産の限界」という人口のリミッターだろう。このリミッターが発動した時、おそらく、世界で悲劇（大規模な飢餓、大量の難民、内戦とテロの頻発）が同時発生するだろう。

ありとあらゆるリミッターを破壊してきたヒトの前頭連合野だが、この「最後のリミッター」をどうするつもりなのだろうか。

Ⅳ　ドーパミンから全生命史・全人類史を読み直してみる

1．ドーパミンに関する素朴な疑問

前著でも説明したように、糖質を摂取して血糖値が上昇すると、脳の一部（中脳のＡ10神経）が反応してドーパミンが分泌され、側坐核《そくさかく》（報酬中枢）を刺激して快感を感じる。これはコカインに対する脳の反応と同じであり、ヒトの脳は、コカイン依存性に陥るように、糖質によって糖質依存の状態に陥ってしまう。

このため、穀物（＝糖質）を「新型コカイン」と呼ぶ研究者もいるくらいだ。つまり、ヒトの脳はコカインと高血糖を区別できない仕組みになっているらしい。

「どうしても甘いものがやめられない」「ご飯（パン）だけはやめられない」という人が多いのも頷《うなず》ける。彼らは「タバコがやめられない」「覚醒剤がやめられない」のと同様、ご飯やパンや砂糖の摂取をやめられないのだろう。まさに、糖質依存症、糖質中毒者である。

ドーパミンが「どのように（How）」機能しているかについては、すでにかなりの部分が解明されていて、未解明の部分はほとんどないようだ。しかし、そこから一歩踏み込んで「なぜ（Why）」を考え始めると、わからないことだらけなのだ。

私が疑問に思った点を列記すると、次のようになる。

●なぜ、ドーパミン分泌神経核（A10神経）は「高血糖」だけに反応し、「正常値の血糖」には反応しないのか？

●報酬系が、食欲や性欲などの生命維持と種族維持に必要な部門と、中毒症・依存性という生命維持に反する部門の両方に関わっているのはなぜか？

●コカイン、高血糖、各種嗜好物質など、多種多様な物質に対して、なぜA10神経は同じ反応をするのか？

●「人に褒められる」ことでもA10神経が同様に反応するのはなぜか？「他者からの賞

賛」という非物質に反応するのはなぜか？
●あらゆる無脊椎動物、あらゆる脊椎動物の脳・中枢神経系にドーパミンが存在するのはなぜか？
●あらゆる脊椎動物の脳でドーパミン産生細胞は見つかっているのに、ドーパミン濃度が高いのは知能の高い真猿類《しんえんるい》とヒトだけなのはなぜか？　なぜ、他の脊椎動物ではドーパミン濃度が低いのか？
●あらゆる無脊椎動物の脳でドーパミン産生細胞が見つかっているのに、一部の昆虫（ハチ、アリ、シロアリ）の脳のみでドーパミン濃度が高いのはなぜか？
●そもそも、神経細胞はどのようにして神経伝達物質を獲得したのか？

これらの疑問についてさまざま調べてみたが、解答は見つけられなかった。どれを見ても「Ｈｏｗ」ばかりで「Ｗｈｙ」がないのだ。

であれば、自分で考えるしかない。集められる限りの情報を集め、状況証拠となりそうな証拠の断片を拾い上げ、それらを繋ぎ合わせて、最も蓋然性《がいぜんせい》の高いシナリオを自分の手で組み立てていくしかない。

2．私は脳解剖学が苦手だった

医学部の授業で一番（？）苦手だったのが、脳解剖学と大脳生理学だった。脳の局所解剖を覚えるだけで一苦労なのに、各パーツを繋ぐ連絡経路はゴチャゴチャしていてまるでダンジョンだし、おまけに神経伝達物質がやたらと多い。つまり、私の脳味噌は脳外科と脳神経内科の第一歩でつまずいてしまい、いわば門前払いを食ったようなものだ。両教科ともに基本がほとんど理解できていなかったのに、試験で赤点を取らなかったことはいまだに不思議でならない。

当時は、脳はこれだけ複雑な仕事をしているのだから、解剖も生理も複雑で、神経伝達物質も多くの種類が必要なんだろうな、くらいに思っていた。

だが、『つぎはぎだらけの脳と心』（デイビッド・リンデン、インターシフト）という本に出会ってから、そうでないことを知った。そこには、脳は緻密《ちみつ》に組み立てられた臓器ではなく、いわば行き当たりばったりに大きくなってしまった臓器だと説明されていた。

そして、「全脊椎動物が代々受け継いできた【脳の進化計画書】には奇妙な2つの指令が書かれていた」ために、つぎはぎだらけの非論理的構造になったという。その「奇妙な指令」とは次の2つである。

【①古い部品や機能は絶対に取り外さないこと】
【②新しい部品や機能を付け加える際、その部品や機能は常に「オン」の状態を保ち、「オフ」スイッチはつけないこと】

①の結果としてわれわれの脳は、魚類の脳に両生類の脳を載せ、その上に爬虫類の脳をかぶせ、さらにその上に初期哺乳類の脳を積み重ねるという「ミルフィーユ状態」になったのだ。古い機能を取り外してはいけない、という基本仕様のためである。

だから、両生類では魚類の脳と両生類の脳を繋ぐ連絡経路が必要になり、哺乳類では魚類の脳と哺乳類の脳の連絡経路も加わってしまい、連絡経路同士が複雑に絡み合うようになったのだ。

神経伝達物質にしても、論理的に考えれば1種類で十分なはずだ。なぜなら、神経の機能とは「刺激を受けたらシナプスで繋がっている細胞に神経伝達物質を送って興奮を伝えること」だからだ。「刺激があったことをシナプスで繋がっている神経細胞に伝える」とは、要するに「オン／オフ」の1ビット情報であり、それを伝える伝達物質は1種類で十分だ。

また、情報を伝えるべき相手は、すでにシナプスで繋がっているので、伝えるべきでない神経細胞に興奮が伝わることはないため、脳全体で1つの神経伝達物質を共有しても問題は起きないはずだ。

脳全体で1つの神経伝達物質でよければ、分解酵素も1種類で済む。そうすれば余計な分解酵素を作る必要はなくなり、遺伝子もコンパクトにできる。私が創造主だったら絶対にそうする。

要するに、私が脳解剖が苦手だったのは、私の脳味噌が悪いためでなく、脳の構造が非論理的だったためなのだ（と、学生時代の成績の悪さの言い訳をする）。

そして、脳の構造がこれほど複雑になった原因（元凶？）は、前述の「脳の基本設計書の二大指令」にあるのだ。

では、なぜこの二大指令ができたのだろうか。なぜ神経伝達物質はこれほどまでに数が多いのだろうか。

答えは地球での生命誕生とその後の進化の歴史にあるはずだ。

3．生命誕生

生命誕生についてはさまざまな仮説が提唱されていていまだに定説はないが、現時点で私が最も確からしいと感じているのは、中沢弘基氏が『生命誕生　地球史から読み解く新しい生命像』（講談社現代新書）で展開している仮説であり、大雑把に要約すると次のようになる。

天の川銀河の辺縁に太陽系が産声を上げたのが50億年前、そして、微惑星同士の衝突の繰り返しから地球が誕生したのが46億年前だ。当初の地球は灼熱《しゃくねつ》のマグマオーシャンの状態だったが、周囲の宇宙空間に熱を放出する過程で地球全体のエントロピーが減少し、地球は中心核とマントル・地殻の層構造に分かれ、さらに熱放出が続いたことで液体の水が分離して、43億年前に海が誕生した。当時の地球には陸地がなく、地球表面は全て海だった。

40〜38億年前の地球を「後期重爆撃《こうきじゅうばくげき》」という大量の隕石《いんせき》群が襲う（これは誕生した直後の月をも直撃し、月のクレーターの主なものはこの時期に形成された）。

後期重爆撃の原因についてはこの本では触れられていないが、海王星の移動が原因と思われる。海王星は太陽から20天文単位の位置で誕生し、40億年前頃に現在の30天文単位の位置に移動したと考えられているが、この移動に伴って、エッジワース・カイパーベルト天体の一部の軌道が不安定になり、太陽の引力に引かれて太陽系中心に向かって移動し、その一部が地球を直撃したのだ。

後期重爆撃の隕石群は地表を覆う海に降り注ぎ、衝突の莫大なエネルギーによりアンモニア、炭化水素、アルコール類、アミン類、プロピオン酸などの有機物が合成され、それらは海底に蓄積した。それらの多くは分解されて単純な分子に戻ったが、一部のものは粘土と親和性が高かったため粘土と結合して分解を免《まぬが》れた。

地球冷却に伴う地球進化（層構造の複雑化）も同時進行し、40億年前にプレートテクトニクスが始まる。これにより、海底に降り積もって粘土と結合した有機物は、海底地殻とともに深部に移動し、地殻深部で高い熱と圧力を受け重合化して、アミノ酸などのより複雑な分子になった。

生命誕生の仕上げをしたのは海底のアルカリ熱水噴出孔《ねっすいふんしゅつこう》だった。アルカリ熱水噴出孔は70℃前後の穏やかな環境で、しかも互いに連結した細孔《さいこう》構造をしていた。アミノ酸などの有機物はこの細孔を通ることでより複雑な物質に変化し、同時に最初の代謝系が誕生した。

そして今から38～35億年前、最初の生命体が産声を上げる。

もしもこの仮説が正しいとすれば、地球での生命誕生は「一度きりの奇跡」だったことになる。3つの巨大イベント、すなわち海の誕生、海王星の移動、プレートテクトニクスの開始がタイミングを申し合わせたかのように連続して起きたからだ。太陽系の歴史の中で海王星の移動は一度しか起きなかったし、後期重爆撃があっても海がまだできていなければ有機物は作られなかったし、プレートテクトニクスが始まらなければ有機物が地殻深部に運ばれて高分子化することもなかったのだ。

宇宙がいかに広大無辺で莫大な数の惑星があったとしても、これらのイベントが申し合わせたように順序良く起こる確率はほぼゼロだろう。それどころか、3つのイベントの順番が違っただけで、生命は誕生しなかったのだ。

現在、天文学では「ハビタブルゾーン（液体の水が存在し、生命が存在する可能性がある）にある惑星探し」が盛んだが、私は意味がないと思っている。地球以外で生命が誕生する確率は、以上の説明からほぼゼロだからだ。「惑星表面に液体の水がある／有機物がある」程度では、生命は誕生できないのである。

30数億年前に誕生した生命体は、その後、真正細菌と古細菌に分かれて両者は独自に進化したが、その後10億年以上にわたり、地球の生命体は真正細菌と古細菌のみだった。そして、細菌はさまざまな代謝を獲得して「代謝の総合商社」となったが、形状的な変化は起こさず、細菌は細菌以外の生命体に進化することはなかった。

つまり、地球での生命進化は、細菌の段階でストップしても、何ら不思議はなかったのである。

4．真核生物の誕生

20億年前、メタン生成菌（古細菌）の細胞内にα‐プロテオバクテリア（真正細菌）が入り込んで共生関係を結ぶというできごとが起こる。細胞壁で身を包んだ古細菌の中にα‐プロテオバクテリアが入り込んだメカニズムについてはよくわかっていないが、細胞内に複数の細菌を共生させるシアノバクテリアが発見されていることから、細胞壁を細菌が通過する現象は自然界ではまれならず起きているようだ。

メタン生成菌とα‐プロテオバクテリアの共生は当初、α‐プロテオバクテリアがメタン生成菌（宿主）に水素を提供し、宿主からブドウ糖を提供してもらうことで維持されていたが、やがて、α‐プロテオバクテリアはミトコンドリアという細胞内小器官になり、エネルギー産生装置に特化していく。さらに、ミトコンドリアはプログラム細胞死を司《つかさど》り、同時に有性生殖の基礎をも作っていく。

これが真核生物（真核細胞）の誕生だ。10億年間、全く変化のなかった細菌は、共生することにより、真核細胞という全く新しい生物に変身したのだ。古細菌と真正細菌の共生は、いわば偶然の産物だったが、やがて地球全体の姿すら変えるモンスターを生み出すのである。

5．細菌と神経伝達物質

人体で最初に発見された神経伝達物質はアセチルコリンだが、その後、この物質はあらゆる細菌、あらゆる植物、あらゆる動物で発見されることになる。さらに、さまざまな細胞（免疫系細胞、表皮細胞、気道上皮細胞、消化管上皮細胞、血管内皮細胞など）でもアセチルコリンが見つかり、局所の細胞間情報伝達の役割を果たしていることが確認されている。

要するに、アセチルコリンは人間では神経伝達物質であるが、じつは細菌界、真核生物界に広く存在する普遍的な情報伝達物質なのである。このことは何を意味するだろうか。

全ての細菌と全ての真核生物とさまざまな細胞で偶然にアセチルコリン合成系が発生した、というのは確率的にありえないことだ。科学的に考えれば、細菌と全ての真核生物の共通祖先がすでにアセチルコリン合成能力を持っていて、それを子孫たち（＝細菌と真核生物）が受け継いだというシナリオしかない。

つまり、最初の生物（＝古細菌と真正細菌の共通祖先）の段階で、アセチルコリン合成能が完成していたと考える方が合理的だ。全ての細菌がアセチルコリンを持っているという事実はこれでしか説明できないはずだ。

さらに、腸内細菌がドーパミンやセロトニンを分泌していたり（これらも細菌間の情報伝達に使われているようだ）、乳酸菌がアドレナリンのレセプターを持っていることもわかっている。

つまり、私たちが「神経伝達物質」と呼んでいる物質群は、細菌が情報伝達に使っていた物質だったのである。

ちなみに、神経伝達物質は次の４群に分けられている。

●アミノ酸（グルタミン酸、γ‐アミノ酪酸など）

●ペプチド類（バソプレシン、ソマトスタチンなど）
●モノアミン類（ノルアドレナリン、ドーパミン、セロトニンなど）
●アセチルコリン

いずれも化合物としては構造が単純で、簡単に生成できるものが多い。たとえば、チロシンというアミノ酸をもとにして、〔チロシン→ドーパ→ドーパミン→ノルアドレナリン→アドレナリン〕と、数段階の反応で3つの神経伝達物質が作られるし、セロトニンも、アミノ酸のトリプトファンをもとに数段階の反応で作ることができる。

要するに、神経伝達物質は、生物にとって構造が単純で合成も容易な化合物であり、細菌は太古の昔からこれらの化合物を使って互いに情報交換をしてきたのだろう。

6．真核生物という奇跡

共生成立後、α‐プロテオバクテリアは宿主細胞（メタン生成菌）に遺伝子の99％以上を渡したが、これにより宿主細胞はさまざまな代謝機能を獲得した。もちろん、神経伝達物質を合成する能力もレセプターを作る遺伝子も受け継がれたはずだ。

つまり真核細胞は、誕生した時点ですでにアセチルコリンやノルアドレナリンなどの合成能力とそのレセプターを持っていたのだ。さらに同様の理由から、現在の地球上の全ての真核生物（菌類、植物、動物）は、同一の遺伝子構造、同一の細胞内小器官、同一の細胞分裂様式を持っている。全ては共通祖先から受け継いだものなのだ。

ちなみに、メタン生成菌とα‐プロテオバクテリアの組み合わせ以外で生まれた真核細胞は地球上に存在しない。つまり、この2種類の細菌の共生による真核細胞誕生は、「地球の全歴史の中でただ一度しか起きなかった奇跡」と考えられている。さらに、多細胞生物は全て真核生物であり、細菌が多細胞化した例はないことから、真核生物が誕生しなければ、その後の多細胞化もなかったことになる。

しかも、メタン生成菌もα‐プロテオバクテリアも、それぞれ単独で生きていける生命体であり、共生しなければ生きていけないわけではない。たまたま、この共生が有利になった条件が成立しただけのことで、環境が変われればこの共生を続ける意味はなくなり、共生関係は中途解消されたはずだ。

また、メタン生成菌に入り込んだα‐プロテオバクテリアがミトコンドリアというエネルギー生成装置となり、酸素呼吸が可能になった真核細胞はシアノバクテリア大繁殖で酸素化した地球で生息範囲を広げていったが、シアノバクテリアが地球環境を激変させるほど大繁殖していなければ、そもそも「ミトコンドリアを持つ真核生物」は進化も繁栄もできなかったのだ。

つまり、地球上にシアノバクテリアが存在しなければ大酸素化はなく、真核細胞が誕生したとしてもその後の繁栄はなかったことになる。

要するに、地球に生命体（真正細菌と古細菌の共通祖先）が誕生したのも奇跡なら、両者の共生による真核細胞ができたのも奇跡、多細胞化したのも奇跡なのだ。

7．真核生物の多細胞化

最初の多細胞生物が誕生したのは14〜10億年前と考えられている。真核細胞の誕生が20億年前と考えられているので、真核細胞は5〜10億年間は単細胞生物のまま変化しなかったことになる。

一般的に多細胞化には「遺伝的多様性を生み出すことができる」「体を大きくできる」「体

を複雑化できる」などのメリットがあるとされているが、これらは後出しジャンケン的な理由付けである。最初に多細胞化した時点では、遺伝的多様性が低いための不都合も、体を大きくする必要性もなく、遺伝的多様性や大型化は「多細胞化の結果」であって「多細胞化の原因」ではないのだ。

実際、真核生物の多くは、現在でも単細胞生物として繁栄しているわけで（例：酵母、アメーバ、ゾウリムシ、ミドリムシなど）、多細胞生物にならなければ生き延びられない事情があったわけではなさそうだ。さらに、10億年前の地球環境を調べてみても、多細胞化しなければ生き延びられないような状況は見つからず、なぜわざわざ多細胞化という面倒なことを始めたのかは謎である。

ただ、20億年前の時点では多細胞化は不可能だったことだけは確実に断言できる。27億年前にシアノバクテリアが暴走的に繁殖して光合成し、大量の酸素を排泄して地球環境を激変させたことはすでに説明したが、じつは20億年前まで、酸素濃度は現在の１００分の１程度だったのだ（もちろん、この程度の濃度でも偏性嫌気性菌には十分な毒である）。

一方、多細胞化するためには細胞同士の結合物質であるコラーゲンが必要だが、20億年前の酸素濃度ではコラーゲン合成はそもそも不可能だったのだ。「コラーゲン合成必要最低ラインの酸素濃度」をクリアしたのが10億年前頃で、この時ようやく、多細胞化の条件が整ったことは確かである。

最初期の多細胞生物は、単なる「複数の細胞の緩やかな集合体（細胞接着分子が登場するのはその後の時代）」だったが、複数の細胞が一体として機能するためには細胞間の各種情報のやり取りは必須であり、これができない細胞集団は崩壊して元の単細胞に戻るしかない。この情報のやり取りに利用されたのがアセチルコリンやノルアドレナリンなどの「昔から情報伝達に使われてきた物質」だったと思われる。

これらの物質は過去10億年間にわたり情報伝達物質として機能してきた実績があり、その安定性は抜群である（いわゆる「枯れた技術」というやつだ）。最初期の多細胞集合体が細胞間の情報伝達に利用できる物質はこれしかなかったはずだ。

さらに想像を逞《たくま》しくすれば、この細胞間情報伝達物質は「自己と非自己」の判別にも利用された可能性もある（この時期には免疫系はまだ存在しないため）。つまり、伝達物質を分泌してそれが隣接細胞の受容体にキャッチされれば、隣接するものは「自己」、キャッチされなければ「非自己」という判定が大雑把ながら可能になるからだ（キャッチされれば伝達物質の濃度は低下し、キャッチされなければ濃度は変化しない、という濃度の変化による判定が可能)。

このようにして、多細胞集合体は複数の細胞をまとめてなんとか個体としての体裁を保つようになり、やがて「真の多細胞生物」になったと思われる。

最初の多細胞生物は、一般に無胚葉生物と呼ばれているが、実際には「体の表面しかない」外胚葉生物であり、この外胚葉は「共通祖先の末裔」なので、各種の情報伝達物質(後の神経伝達物質)を全て備えていた。

その後、二胚葉生物、すなわち外胚葉と内胚葉(後の消化管系)を備えた生物が誕生する(現生の動物ではクラゲやイソギンチャク、ヒドラなど)。イソギンチャクとヒドラには神経細胞はないが、クラゲでは体表面の一部に神経細胞が出現する。この神経細胞は外胚葉(表皮)から分化したもので、この時、「神経系は外胚葉由来」という発生学の大原則が確立する。

そして、神経細胞には神経伝達物質が最初から組み込まれていた。【①古い部品や機能は絶対に取り外さないこと】という基本仕様があったためだ。このため、中枢神経は何種類もの神経伝達物質が飛び交う「古い仕様」を引きずることになったのだ。

ちなみに、ヒトの皮膚の表皮細胞(ケラチノサイト)からは多くの神経伝達物質とその受容体が発見されていて、われわれの皮膚が神経組織と表裏一体のものであり、最古の神経組織の形質（=多数の神経伝達物質を持つ）を残していることがわかる。

8. 神経系の2つの基本仕様

多細胞生物で「細胞間の情報伝達」が最も必要となるのは、環境の変化など迅速な対応が必要な事態が起きた場合だろう。単細胞生物なら周囲の状況が変化したら単独行動すればよかったが、多細胞生物では全ての細胞をコントロールして団体として行動しなければならない。そのためには、細胞間の連絡網が機能しているかどうかのチェックを常に行なう必要が生じた。緊急時に「じつは連絡網が切れていたことが判明」では手遅れだからである。

このため、情報伝達物質産生・放出と受容体が正常に機能していることを常に確認し、連絡網に不備があれば事前に対処する必要が生じた。その結果、情報伝達物質産生細胞も受容細胞も常に「オン」状態でなければならなくなり、「オフ」にできなくなった。これが神経の基本仕様として、**【②新しい部品や機能を付け加える際、その部品や機能は常に「オン」の状態を保ち、「オフ」スイッチはつけないこと】**となった理由だろう。

同時に、【①古い部品や機能は絶対に取り外さないこと】という仕様も②から派生した。どんなに古い部品でも、連続稼働していて停止できない以上、取り外せないのだ。これは、走っている車のエンジンから部品を取り外せないのと同じ原理だ。

活動を止めずに脳はメインテナンスを行ない、進化によって新しい機能を追加しながらバージョンアップを繰り返してヒトの脳に行き着いた結果、脳は「つぎはぎだらけ」になってしまったのだ。まさに、増築と改築を繰り返して迷路のようなダンジョン構造になった渋谷駅と同じである。

9．細菌は多細胞生物を苦しめた

多細胞生物は無胚葉生物（外胚葉生物）、二胚葉生物と次第に複雑化し、情報伝達物質（神経伝達物質）を使って細胞間の情報のやり取りをすることで「複数の細胞を協調させる術」を獲得していったと思われる。

しかし、この「情報のやり取り」を邪魔するものがいた。原始の海に汎神《はんしん》の如く遍在する細菌である。細菌はもともと神経伝達物質合成の本家本元であり、神経伝達物質の類似物質を作るのもお手のものだ。おまけに、多細胞生物の表面に付着する性質があった。

水中に棲息《せいそく》する細菌は本質的に固体表面に結合しようとするらしい。水中のさまざまな栄養物（アミノ酸やタンパク質）のほとんどはプラスかマイナスに帯電していて、反対の電荷を持つ固体表面に結合するため、水中の細菌も固体表面に付着しなければ栄養物にありつけないからだ。多細胞生物の表面も細菌にとっては固体であり、当然の如く、細菌が付着した。

そして、多細胞生物表面に付着した細菌は、お互いに神経伝達物質で情報のやり取りを始めるが、この「細菌由来の神経伝達物質」は、多細胞生物でも使われているため、多細胞生物の神経系に取り込まれて神経系の正常な機能を邪魔するようになる。何しろ、この時代の神経系は体表面にほぼむき出し状態だったからだ。

さらに厄介なのは、細菌が作る「神経細胞の細胞膜を通過する物質」である。神経伝達物質なら神経細胞内の分解酵素で分解できるが、それ以外の物質に対しては分解する酵素はないため濃度が下がらず、繰り返し神経細胞を刺激する神経攪乱《かくらん》物質となるからだ（逆にいえば、神経伝達物質と攪乱物質は濃度の低下の有無で区別できるようになった）。

細菌の作る神経伝達物質や攪乱物質のため、細菌が表面に付着した多細胞生物は次第に機能不全に陥ったはずだ。特に、神経系のメインストリームに攪乱物質が侵入した場合、生命維持も難しくなっただろう。

この状況下でも以前と変わらぬペースで生きていけた生物はいただろうか。私の思考実験では、「機能を持たない神経細胞が撹乱物質を一手に引き受けた」場合にのみ生存可能だ。これなら、撹乱物質がいくら入り込んでも神経系の本来の仕事は妨げられず、生命活動にも異常は生じない。

結果的に、生存できたのは「ドーパミン産生細胞が撹乱物質を取り込んだ」生物である。当時（約10億年前）の神経系にドーパミン産生細胞は存在したが、その機能はまだ定まっていなかったと推測できるからだ。

ドーパミンは〔チロシン（アミノ酸の一つ）〕→〔レボドパ〕→〔ドーパミン〕→〔ノルアドレナリン〕→〔アドレナリン〕というカテコールアミン合成系の中間産物であり、ドーパミンのみを産生する神経細胞はもともとなかったと考えられている。しかし、突然変異で「ドーパミン-β-水酸化酵素」（ドーパミンをノルアドレナリンに変換する酵素）を欠損した細胞ができ、ドーパミン産生細胞が生まれたようだ。

つまり、酵素欠損で偶然できたドーパミン産生細胞に対し、ドーパミン受容細胞が生まれるまではかなりのタイムラグがあったはずだ（後述するように、脊椎動物の脳の進化に状況証拠が残されている)。要するに、二胚葉生物の時代には「ドーパミン産生分泌細胞はあるがドーパミン受容細胞はほとんどなかった」時期があり、ドーパミン分泌細胞が撹乱物質の刺激でドーパミンを分泌しても、それを受け取る細胞がないため、悪影響は全くなかったのだ。つまり、機能していない神経細胞(ドーパミン産生分泌細胞)を持っていたがゆえに、その生物は生き延びられたわけだ。

そして、この生物を共通祖先として、その後の全ての動物が生まれたと私は考えている。後述するように、現在の哺乳類、昆虫の脳は各種撹乱物質に対しドーパミン分泌細胞のみが反応し、それ以外の反応をする動物は見つかっていないからだ。哺乳類と昆虫という遺伝子的に大きく隔《へだ》たった動物間で同じ反応が見られるのは、哺乳類と昆虫が分離する前にこの反応様式が確立し、それが脊椎動物と無脊椎動物に伝えられ、さらに哺乳類と昆虫が受け継いだと考えるのが最も合理的だ。

このようにして【③撹乱物質(=濃度が低下しない物質)は、ドーパミン産生細胞が引き受ける】という3番目の基本仕様が作られ、中枢神経系は外界からの撹乱物質への対策を確立したと考えられる。

しかし、この第3の基本仕様の出番はこれ以後なくなる。三胚葉生物の時代になると、体の深部に中枢神経を収めることが可能になり、中枢神経系は細菌と接触することがなくなったからである。そのため、この3番目の基本仕様は開店休業・休眠状態となったが、【①古い部品や機能は絶対に取り外さないこと】という基本仕様があったため、放棄されることはなかった。

10．哺乳類脳とドーパミン

ドーパミン産生細胞は、脳幹（延髄《えんずい》・橋《きょう》・中脳からなる生命維持の基本的な機能を担っている部分）に存在し、A8〜A16と名付けられているが、その中で最も重要なのが中脳のA10神経である。

一方、A10神経の接続先（＝ドーパミン受容細胞の存在する部位）は、前頭前野・扁桃《へんとう》体《たい》・帯状回・視床下部・側坐核・海馬であり、脳の部位でいえば大脳皮質（前頭前野）、大脳側頭葉（海馬）、腹側線条体（側坐核）、大脳辺縁系（扁桃体、帯状回）となる。つまり、A10神経の接続先は全て大脳だ（少なくともヒトでは）。

一方、脊椎動物の脳の進化は、魚類、両生類、爬虫類の脳は脳幹が大部分を占めていて、ごくわずかに大脳辺縁系が存在する程度で、しかも魚類・両生類の辺縁系は嗅《きゆう》感覚を処理する嗅脳として機能している（つまり、ヒトの辺縁系とは機能が異なっている）。鳥類と原始的哺乳類で大脳辺縁系が発達し、その後に出現した哺乳類でようやく大脳新皮質が発達し始める。

従って、魚類や両生類にはドーパミン産生細胞は脳幹に存在するが、ドーパミン受容細胞は小さな嗅脳のごく一部にわずかに存在する程度だったことになる。だから魚類、両生類では、脳に撹乱物質が侵入したとしても、「第3の基本仕様」でドーパミン産生細胞がそれを受け取るにとどまり、そのことは彼らの脳の機能にほとんど影響を与えなかったのだ。

11・三胚葉生物の出現と末梢神経系

やがて、外胚葉、内胚葉の他に中胚葉を持つ三胚葉生物が誕生し、中胚葉からは骨や筋肉などの運動器の原基が作られ、体の構造と機能は複雑化していった。しかも、複数の器官は並列的にそれぞれの機能を果たさなければならず、複数の機能を同時進行させる必要が生じ、司令塔が必要になった。

この役目を果たせるのはもちろん神経系しかない。指揮命令系統のトップとして神経系は中枢神経系となり、重要性が増したため体の深部に移動して安全に守られるようになった。

これに伴い、体の深部に移動した中枢神経系と運動系・内臓系の物理的距離が離れたため、中枢神経とこれらを繋ぐ神経経路も必要になった。それが末梢《まっしょう》神経（交感神経、副交感神経、運動神経）だ。

末梢神経系も中枢神経系と同じ神経細胞から作られたが、中枢神経系と異なり、わずか2種類の神経伝達物質で機能している（交感神経はアセチルコリンとノルアドレナリン、副交感神経と運動神経はアセチルコリンのみで機能）。これは、新たな臓器である消化器・運動器とともに末梢神経系もゼロから設計できたので、脳のように「引きずらなければならない過去の遺産」がなく、シンプルなシステムにできたのだろう。

神経系と体の基本体制が完成した後、多細胞生物は旧口《きゅうこう》動物（扁形動物、輪形《りんけい》動物、環《かん》形《けい》動物、軟体動物、節足動物、腹毛動物）と新口《しんこう》動物（棘《きょく》皮《ひ》動物、半索《はんさく》動物、脊索《せきさく》動物など）に分化した。ちなみに、節足動物である三葉虫の最も古い化石は5億4000万年前、最も古い脊索動物とされるピカイアの化石は5億5000万年前であり、この頃すでに旧口動物と新口動物の分離が完了したことがわかる。

12. 霊長類と昆虫と

神経伝達物質のカテコールアミン（ドーパミン、セロトニンなど）は全ての脊椎動物、ほとんど全ての無脊椎動物（昆虫、甲殻類、軟体動物など）の中枢神経系から見つかっているし、中脳のドーパミン産生細胞も魚類、両生類、爬虫類、鳥類、哺乳類の全てに存在する。つまり、ドーパミン産生神経は新口動物と旧口動物が分離する前の共通祖先の神経系にすでに存在していたことになり、その起源は非常に古いことがわかる。

とはいっても、無脊椎動物や魚類・両生類・爬虫類では、脳内のカテコールアミンはほぼノルアドレナリンとアドレナリンで占められていて、ドーパミンは極めて微量であり、大多数の哺乳類の脳もノルアドレナリンが優位であって、ドーパミン濃度は極めて低い。

脳内ドーパミン濃度が高い動物は小数であり、脊椎動物では、一部の霊長類とヒト、無脊椎動物では社会性昆虫（ハチ、アリ、シロアリ）だけとされている。

大脳新皮質が発達している大多数の哺乳類でもドーパミンが極めて低濃度ということは、そもそもドーパミンはその程度の量で十分ということを意味している。ドーパミンは本来、その分泌量に見合った仕事しかしていない重要性の低い伝達物質だったのだ。脳内ドーパミン濃度の低い動物でのドーパミンの役割については、まだよくわかっていないことが多いが、少なくとも「極めて重要な役割を果たしている」ということではなさそうだ（重要な機能を果たしていたら、もうとっくに発見されているはずだ）。

つまり、大多数の動物ではドーパミン分泌細胞への刺激そのものが少なく、そのわずかな刺激を受けて微量のドーパミンを分泌する、というのがドーパミン分泌細胞本来の姿だったと思われる。

それがなぜか、一部の霊長類とヒト、社会性昆虫で脳内ドーパミン濃度が高くなるのだ。このことは、これらの動物でドーパミン分泌を引き起こす何らかの刺激があったことを意味している。しかも、これらの動物の脳内ドーパミン濃度が常に高い値であることから、刺激は一時的なものでなく、持続的なものであることを示している（前述の「濃度の低下しない撹乱物質」がここで結び付く）。

ちなみに、「霊長類とヒト」と聞くと、人間は反射的に知能の高さと結び付けたがるが、知能でいえばイルカやカラス、タコは、昆虫より高い知能を持つが（あくまでも人間の尺度による「知能の高低」だが）、ドーパミン濃度は低いのである。つまり、知能とドーパミン濃度は無関係なのだ。

13．階層社会とドーパミン

ドーパミンはほとんど全ての無脊椎動物の中枢神経系で見つかっているが、高濃度の脳内ドーパミンが確認されているのは、高度に階層化された社会を持つハチ、アリ、シロアリのみである（これらは社会性昆虫と呼ばれている）。その社会は産卵能を持つ女王メス、不妊のワーカーメス（Worker：働きアリ／働きバチ）、そして少数のオス、からなる階層社会である点で共通している。

じつは、この「階層社会の維持」にドーパミンが関与しているのだ。

たとえば、セイヨウミツバチの脳内ドーパミン濃度は、女王で高くワーカーで低いが、両者の行動様式の差は脳内ドーパミン濃度によるものであることが実験で証明されている。

さらに、女王が不在になると、一部のワーカーは産卵能を持つようになり、同時に脳内ドーパミン濃度も上昇する。

同様の現象は、フタモンアシナガバチやヒアリ（２０１７年春頃からいきなり流行語になった）でも確認されている。

一般の昆虫のメス、女王メス、ワーカーメスの産卵能とドーパミン濃度は次のようにパターン化できる。

●一般の昆虫のメス：産卵能があり、低ドーパミン
●女王メス：産卵能があり、高ドーパミン
●ワーカーメス：産卵能がなく、低ドーパミン

どんな昆虫でも、メスが産卵しなければ種族を維持できない以上、ミツバチの女王メスは、「産卵能があり、低ドーパミン」→「産卵能があり、高ドーパミン」と変化したと考えられる。ワーカーメスはその後に出現したものだろう。

ミツバチのワーカーメスを不妊にするのは、女王が放出する「階級維持フェロモン」であり、このフェロモンがワーカーの卵巣発達を抑制する。逆に、女王不在になると、このフェロモンがなくなり、ワーカーの卵巣は機能を回復して産卵能を取り戻す。

また、沖縄に生息するトゲオオハリアリは、メス同士が翅《はね》の痕跡器官（以下、翅）を噛み

切る闘争を続け、最後まで翅を噛み切られなかったメスが女王になり、それ以外はワーカーになるが、闘争開始時のメスは全て脳内ドーパミン濃度が高く、翅を噛み切られるとドーパミン濃度が低下して産卵能も失うと報告されている。逆に、最後まで翅を噛み切られない女王のドーパミン濃度は高いままで、産卵能を持っている。また、ワーカーにドーパミンを投与すると産卵能が回復することも確かめられている。

つまり、他の昆虫同様に［産卵能があり、低ドーパミン］であったメスが、何らかの原因で［産卵能があり、高ドーパミン］になり、階層社会維持のために女王以外のメスをフェロモンの作用で［産卵能がなく、低ドーパミンのワーカー］にした、というシナリオが浮かび上がってくる。

14．集団生活という刺激

ハチは生活パターンから、

●単独生活する種類（ジガバチやヒメハナバチなど）

●小規模の家族的集団で生活する種類（マルハナバチなど）
●高度に組織された社会を作って生活する種類（ミツバチ、スズメバチなど）

に分類され、これはハチの進化の歴史を反映している。最も原始的なハチは単独生活型であり、その一部から家族的集団で生活するグループが分化し、さらにそこから大規模な社会を構築するグループが分化したと考えられている（ちなみに、最古のハチの化石は約2億2000万年前、キバチやハバチの化石が出現するのは約1億8000万年前、スズメバチやミツバチの最古の化石は5500万年前）。

ここで、最初期に家族的集団生活（＝1匹のメスとその子どもたちの集団）を始めたマルハナバチ（ミツバチ科ミツバチ亜科）の祖先が、集団生活をするに至った状況を思考実験してみよう。考察の基となった事実は次の2つだ。

●マルハナバチでは受精卵からはメス、未受精卵からはオスが生まれる。
●ミツバチの受精卵からは、ほぼ同数のオスとメスが生まれるが、世話をするワーカーメスはオスの幼虫だけを食べて、メスしか育たないように調節する。

これらの状況証拠を繋ぎ合わせると、

①ミツバチ科ミツバチ亜科の先祖は一ヶ所にまとめて産卵する性質を持っていた。これが「巣」の原形になった。
②メスの中に、「巣内のオス幼虫を食べる」突然変異が出現。
③巣内で食料（オス幼虫）が調達できるため、オス幼虫がいる限り採餌《さいじ》行動が不要になり、巣から移動しなくなった。

というシナリオが浮かび上がる（というか、これしか思い付かない）。その結果、巣という限られた空間の中で複数が混在する生活がスタートしたが、これは本来単独生活だったハチにとっては前代未聞の事態となった。おそらく、巣内の他の個体が発する視覚情報と嗅覚刺激に脳は混乱したはずだ。しかも、この刺激は、巣にいる限り減衰《げんすい》しないのだ。

この異常事態に、休眠状態だった第3の基本仕様【③濃度が低下しない撹乱物質は、ドーパミン産生細胞が引き受ける】が目覚めたと思われる。共同生活する仲間からの嗅覚刺激物質と視覚情報は、まさに「濃度の低下しない撹乱物質・刺激」だったからだ。その結果、ドーパミン産生細胞が大量のドーパミンを放出した。

　だが、脳内ドーパミン濃度上昇は思わぬ反応を引き起こした。ハチの脳にはドーパミン受容細胞が存在していたからだ。それが、「同じ巣内の他の個体への攻撃性亢進《こうしん》」だ（前述のトゲオオハリアリの闘争の原因はこれだろう）。これを放置すると巣は崩壊してしまう。

　この状況下で巣を維持できたのは、ドーパミン分泌抑制作用のある体臭（フェロモン）を持つメスが存在した集団だけだろう。フェロモンにより攻撃性が低下したことで、巣は混乱を免れることができた。一方で、そのようなフェロモンを持つメスが出現しなかった巣は、崩壊して元の単独生活に戻ったのだろう。

　その後、ドーパミン分泌抑制作用に加えて産卵機能抑制作用も兼ね備えるフェロモンを持つメスが現れ、その結果、「産卵機能があり、高ドーパミン脳」の女王と「産卵機能がなく、低ドーパミン脳」のワーカー、という機能分担が完成し、完全な階層社会に移行したと想像される。

　そして、家族的集団生活をする新型マルハナバチと、単独生活する旧型マルハナバチでは、子どもの生存率に差が生じ（子育て専属のワーカーがいた方が生存率が向上する）、後者は次第に姿を消していったと考えられる。

集団の規模はミツバチ、スズメバチでさらに大きくなり、ワーカー同士の複雑な情報交換手段を開発することで、彼らの社会はさらに精緻《せいち》で安定したものとなった。

一方、アリは、ハチ目スズメバチ上科アリ科に分類され、スズメバチやアシナガバチに近い昆虫であり、正確にいえば「アリはハチの一種」である。アリ科の昆虫は、全て社会性昆虫で、単独で生活する種類はいないが、これは、すでに社会性昆虫であったスズメバチからアリが分化したことで説明がつく。

もう一つの社会性昆虫はシロアリであり、こちらも全ての種類が階層社会で生活している。しかし、シロアリはゴキブリ目シロアリ科に分類され、ゴキブリ（最も原始的形質を残している昆虫である）に近い昆虫であり、ハチやアリとの分類学上の違いはあまりに大きい。

これは、ゴキブリがもともと、集団生活する性質を持っていることに関連しているのかもしれない。ゴキブリは糞《ふん》に含まれる集合フェロモンで、他の個体を呼び寄せて集団を作って生活する習性があるからだ（単独生活より集合生活の方が発育が早まり、オスとメスの生殖時期が一致して繁殖に有利になるためらしい）。

また、ゴキブリは集団内の他の個体とコミュニケーションをとっていることも確認されている。ゴキブリ時代ですでに集合生活の下地ができあがっていたからこそ、シロアリは高度な階層社会に移行できたのだろう。

ちなみに、魚や鳥には大集団で生活する種類がいるが、いずれも脳内ドーパミン濃度は高くない。これは、彼らは最初から大集団で生活するようにプログラムされていて、集団生活は彼らにとって自然な状態であって刺激とならないためであろう。

15．脳容量は増大したが……

いよいよ、ヒトの脳とその能力とドーパミンの関連について迫っていこうと思う。

一般向け科学書には「人類は大きな脳を獲得して知能が発達し、文明を発展させた」と書かれているが、これは疑わしいというか、見てきたような嘘である。

なぜなら、ヒトの脳容量の増大と、その脳が生み出した道具（石器）の進歩には、関連性が全くないからだ。つまり、脳は物理的に大きくなったのに、その脳は道具の改良には使われていなかったのだ。いわば、脳は単に大きくなっただけで、図体は大きいが中身は赤ん坊、みたいなものだったのだ。

石器の歴史は極めてシンプルで、500万年のヒトの歴史で数回しか変化していない。あまりにも変化がないため、歴史の試験問題にすらならないほどだ。

現在、最古の石器とされているのは、250万年前の東アフリカのオルドヴァイ渓谷の地層から発見された礫石器《れきせっき》である。礫《つぶて》の一部を鋭くした石器で、制作したのはアウストラロピテクスだ。その脳容量は500mlで、チンパンジー（394ml）やオランウータン（411ml）に比べると25%ほど容積は増大している。礫石器はその後100万年間、ほとんど形を変えずに使われ続け、改善も改良もされていない。

石器が次にモデルチェンジをしたのは今から160万年前で、ホモ・ハビリスが制作したハンドアックス（握斧《あくふ》）だ。これは「握り」の部分と「刃」の部分があり、アウストラロピテクスの礫石器とは明らかに異なっている。この新型石器を開発したホモ・ハビリスの文明は「アシュール文化」と呼ばれていて、彼らの脳容量は640ml（チンパンジーの1・5倍）に達していた。

しかしその後、石器の進歩はまたもや停止し、ハンドアックスはなんと150万年（！）以上にわたって全く形を変えずに使われるのである。すなわち、ユーラシア大陸に進出したホモ・エルガスターも、世界中を席巻したホモ・エレクトゥスも、ホモ・ハイデルベルゲンシス（後のネアンデルタール人）も、そして現生人類であるホモ・サピエンスも、手にしている道具は150万年前に発明されたハンドアックスのままで、石器作りに関しては一切進歩していないのだ。

しかしこの間、脳容量は着実に増大し、ネアンデルタール人の脳は1450mlに達し、私たちホモ・サピエンスの平均脳容量（1350ml）を上回っていた。だが、ネアンデルタール人はホモ・ハビリス（＝ハンドアックスの発明者）の2倍以上の脳を持ちながら、ホモ・ハビリス以上の石器は作り出せなかったのだ。

つまり、500万年間でヒトの脳はわずか2種類の石器しか生み出さなかったのだ（3〜4種類とする研究者もいるが）。これは、毎年のように新型の車が発表され、新たなデジタルデバイスが次々と発売される現代人の感覚からすると、「想像を絶する異次元的な変化のなさ・工夫のなさ」ではないだろうか。

彼らは数万世代同じ石器を使っていて、不満も不便も感じなかったのだろうか。石器の形をちょっと変えたら便利になると思い付かなかったのだろうか。いつも同じ道具を使うのに飽きなかったのだろうか。初期ホモ・サピエンス（＝私たちと同じ遺伝子と脳容量を持つ）の脳には「何か新しいことをしてみたい」という感情は芽生えなかったのだろうか。ヒトの脳容量が増大したのは脳細胞の数が増えたからだが、増えた脳神経は一体何をしていたのだろうか。サボっていたのだろうか、居眠りでもしていたのだろうか……。

要するに、ヒトは「何か新しいことをする」ために脳を拡大させたわけではないし、大きな脳を手に入れても、それで新しいことができるようになったわけでもない。脳はいわば、目的もなしに勝手に大きくなっただけなのだ。

なぜ、ヒトの脳は増大したのか。おそらく、食性の変化によるものだろう。ヒトは500万年前にチンパンジーやボノボとの共通祖先から分離したが、現在のチンパンジーの動物性タンパク摂取比率は、カロリーベースで5%前後だが、先史時代のヒトでは35〜80%だったことがわかっている。脳は乾燥重量の6割が脂質、4割がタンパク質であり、チンパンジーの食性では脳を増大させるのに必要な脂質もタンパク質も足りないのだ。それに対し、ヒトは肉食中心の食性で十分な脂質とタンパク質を摂取でき、その結果、脳が次第に増大できたのだろう（ちなみに、ヒトの脳は500万年かけて容量が1000ml増大したが、その増加のペースは、平均すると5000年で1mlである）。

なぜ、ヒトは肉食中心、チンパンジーは草食中心になったのだろうか。それは両者の生息環境の違い、すなわち、チンパンジーは樹上生活、ヒトは草原という生活の場の違いによるものだろう。

一般に、小型の霊長類は、樹上生活者でほぼ肉食（昆虫食）であるが、体が大きく重くなるにつれて植物食の比率が上がり、大型霊長類（ゴリラ、オランウータン）では草食オンリーとなる。小型霊長類は体重が軽いので、樹上でも昆虫・小動物を捕まえられるが、体重が重くなると「木登りしながらの昆虫採集」は難しくなるのだ（実際に木登りをして虫を素手で捕まえてみればわかる）。

一方、草原では昆虫を捕まえるのは容易だ（これも実際にやってみるとわかる）。要するに、ヒトは木から降りたことで結果的に肉食中心の食生活になり、それが脳容量の増大をもたらしたと考えられる。

16．脳は突如、目覚めた

アフリカ各地の８万年前以降の遺跡からは、さまざまな「新しい道具」が発掘されるようになる。それらは「突如出現し、数千年使われ、突如消失」という共通点を持っている。

たとえば、コンゴ民主共和国の８万年前の遺跡で発見された「骨で作った銛《もり》」、７万５０

00年前と6万5000年前の南アフリカの遺跡から別個に発見された「石と骨を組み合わせた道具」がそれだ。

これらの道具はアシュール文明の石器より明らかに高度で洗練されたものだったが、なぜか数千年という短い期間しか使われず、しかも他の地域に伝播《でんぱ》することもなく、人類史の徒花《あだばな》の如く消えてしまうのだ。

この「突然の創造性の開花」の理由は、局所的な人口密度増加が脳を刺激したため、と説明されている。

先史時代のヒトは、十数人程度の血縁的集団で狩猟採集・遊動生活をしていたが、人口密度は1平方キロあたり0・1〜1・0人程度だった。東京でいえば「山手線で囲まれる範囲に6〜60人」であり、現代では想像もつかない人口密度の低さだ。当然、他の集団と接触する機会はほとんどなかったと考えられている。

しかし、10万年前頃から、アフリカ各地でヒトの人口が局地的に増加したことが確認されている(増加の理由は不明)。このために集団同士が接触する機会が増えたと思われる。

「他集団との接触」は人類史上で前代未聞の事態である。この「未知の体験」は、【③濃度が低下しない撹乱刺激】となって脳のA10細胞の出番となり、ドーパミンを分泌させることになる。

その結果、それまでなかった「骨で作った銛」を作る人間が登場する（詳しいメカニズムは後ほど説明する）。彼が発明した新型の銛は周囲から賞賛され、それがさらに報酬系を刺激し、創作意欲はさらに高まっていく。

だが、人口密度の高い状態は長く続かず、人口密度の低下とともに刺激がなくなり、銛を作る文化は途絶えてしまった。

地球は7万4000年前に最終氷期（ヴュルム氷期）に突入する。そのため、ヒトの生息域は次第に狭《せば》められていった。これに追い打ちをかけたのが、前述の7万3000年前のスマトラ島のトバ山大噴火である。これでヒトの数は一気に減り、世界中で数千人レベルまで減少し、この時点でホモ・サピエンスは絶滅しても不思議はなかったと考える研究者もいる。

ヒトは少しでも生き延びやすい場所に移動するしかなくなり、その結果として狭い範囲での集団生活を余儀なくされたと思われる。つまり、総人口は激減したが、局所的に人口密度の高い場所が生まれたわけだ。

この人口密度の上昇が、再度創作能力を目覚めさせた。その結果、新しい道具や衣服（コロモジラミの遺伝子解析から、ヒトが衣服を着始めたのは7万年前とピンポイントで特定されている）が次々と発明されていく。

17．最終氷期が発明の才能を後押しした

寒冷化に伴って動物が次第に大型化したため、ヒトはそれまでの「採集」中心の生活から、大型動物をターゲットとする「狩猟」生活にライフスタイルを変えざるをえなかったと考えられる（この問題は後ほどもう一度取り上げる）。大型動物を倒すには多くの人手が必要となり、それによって生活集団も次第に大きくなっていったはずだ。

そして4万5000年前、石器の3度目のフルモデルチェンジが行なわれる。それまで15万年間、同じ形の石器を飽きもせずに作り続けてきたホモ・サピエンスは、突如として新型の石器、すなわち、「ナイフ」「スクレイパー（掻器《そうき》・削器《さっき》）」「ノミ」「キリ」「縫い針」を黒曜石から作り出す能力を獲得する。

これらは「ある用途のための専用の道具」、つまり用途を想定して作られたものであり、現代人が見てもその機能は一目瞭然《りょうぜん》だ。これらの道具は機能的で美しく、製作者が私たちと同じような感性を持ってそれを作っていたことを示している。彼らは才気溢れる発明家に

して、熟練の職人だったのだ。

また、縫い針と糸を発明したことにより、「重ね着」という新技術を手に入れ、「空気」という超強力な断熱材を身にまとったことで、ヒトは寒冷な気候をものともせずに行動できるようになり、生息域を広げていった。

それまでの15万年に及ぶ「ホモ・サピエンスの石器作りの停滞期」は何だったのかと訝《いぶか》しく思うほど、彼らは多彩な石器を次々に発明していった。おそらく彼らは、新しいモノを作り出すたびに快感を感じていたことだろう。

そして、最終氷期はその後も続き、大型動物相手の集団生活も維持され、局所的人口密度も高いままだったため、脳への刺激も途絶えることはなく、彼らの文明は途切れることなく次世代に受け継がれていった。

18．天文学的な結合

４万５０００年前を境に、ヒトの脳は、「何もしようとしない脳」↓「やればできる脳」↓「何でもできる脳」へと劇的に変身した。変化したのは神経細胞の数でも機能でもなく、神経細胞同士の結合、つまりシナプスの数だった。

ヒトの胎児の脳の神経細胞は、妊娠初期から活発に分裂して数を増やし、出生直前に140億個にまで増え、脳重量は350gに達するが、脳の機能としては、生命維持に最低限必要なものに限られていて、シナプスの数も多くない。コンピュータでいえば、「140億個の半導体素子が基盤に並べられているが、未配線」の状態でこの世に生まれるわけだ。

そして新生児は、出生直後より環境から滝のように降り注ぐ刺激（情報）を浴び、その刺激を受けて神経細胞同士が爆発的に結合してシナプスを作っていく。何度も繰り返される刺激は特定のシナプス結合を強化し、繰り返されない刺激に対するシナプスは解消され、脳は外部情報をうまく処理できるように機能をブラッシュアップさせていく。

出生直後の脳の状態は、初期のホモ・サピエンスもわれわれも同じだったはずだ。しかし、出生直後からの外部からの情報の質と量の差が、彼らと私たちを分けたのだ。彼らは少数の集団で暮らしていたため刺激の種類も量も少なく、少ないシナプスでも十分に生きていけたため、シナプスを増やす必要もなかったのだ。

神経細胞は出生後は分裂して数が増えることはなく（海馬の神経細胞は有酸素運動で増えるという実験はあるようだが）、出生後に神経細胞数は漸減《ぜんげん》していくが、脳重量は逆に増加する。これは、出生後にシナプスが増えると同時に、ニューロンとシナプスをサポートするグリア細胞（＝神経増殖因子、神経栄養因子を分泌）が増加するためだ。

最終的にグリア細胞は神経細胞の10倍にまで増えて1000億個を超え、シナプスの数は500兆個という天文学的な数になる（1個の神経細胞は1000〜10000個の神経細胞とシナプスを作る）。その結果、成人の脳は、新生児の4倍の1・3キロに達する。

ヒトの脳が他の動物の脳と一線を画しているのは、個々の神経細胞が高機能なためでも、神経細胞の数が多いからでもない。一つ一つの神経細胞が1万個の神経細胞とシナプスを作り、相互に情報のやり取りをする並列的演算処理が可能になったからだ。

先史時代に脳容量は増大したのに、長らく石器を改良できなかったのはこのためだ。ニューロンは増えたのにシナプスが作られなかったため、ニューロン同士は結び付かず、居眠りでもしているしかなかったのだ。

500兆ものシナプスの配線を全て遺伝子に書き込むことは不可能だし、そもそも意味がない。環境から受ける刺激は育つ環境によって異なり、どのシナプスが必要になるかは生まれてからでないとわからないからだ。だから「変幻自在にシナプスを作っては変えていく能力を持つ140億個の神経細胞を備えているが、シナプスはまだ作られていない」状態で外界デビューをするのが、ベストの選択なのである。

そして、満を持してドーパミンが登場する。

19・ドーパミンと前頭連合野

A10細胞が前頭連合野とシナプスを形成していることはすでに説明したが、ドーパミンは前頭連合野のシナプス形成・発達を促していて、じつはこれが重要な意味を持つのだ。「前頭連合野は脳の最高器官にして知性の座」（アレクサンドル・ロマノヴィッチ・ルリヤ、ロシアの心理学者）だからである。

前頭連合野では、さまざまな知覚神経から入る情報を、過去の知識・記憶と照合して分析し、自分がどう行動すべきかの指令を出す。自我意識を持たせ、行動の司令塔として思考・分析し、行動を決断し、衝動的行動や情動を抑えて必要な努力や忍耐を選ばせる。未来を予測し、その未来を実現するために想像力を駆使して計画を立案する。善悪の判断をし、自分の行動を反省し、未来に希望を持ち、やる気を起こさせ、野心を持たせる。

これが前頭連合野だ。「友情・努力・勝利」という『少年ジャンプ』の基本原理は、じつは前頭連合野の発達によって生み出されたものなのだ。

すなわち、「人間らしい思考と行動」を生み出すのが前頭連合野なのだ。膨大な数の人間が入り乱れ、刻々と状況が変化する複雑怪奇な人間社会を生き抜くためには、前頭連合野をフル回転させる必要があるのだ。

ヒトの前頭連合野は大脳皮質の30％を占めるが、チンパンジーの大脳皮質では、前頭連合野の割合はヒトの6分の1程度に過ぎない。これがチンパンジーとヒトの脳の能力差を生み出すのだろう。

最終氷期を生き延びるために、ヒトは集団生活を余儀なくされ、それまでになかった「他者との軋轢《あつれき》」などのさまざまな刺激、すなわち【③濃度の低下しない撹乱刺激】を浴び続けることとなった。それがA10神経を絶えず刺激してドーパミンを分泌させ、一部はシナプスを通じて前頭連合野に届き、前頭連合野の発達を促したのだ。その結果、ヒトの脳は真の意味での「人類の脳」となり、高度な知性を獲得することになったのだ。

20．冒険家遺伝子

局所的人口密度の増加がＡ10神経を刺激し、ドーパミンを多く分泌するようになる、というシナリオは妥当なものと思われる。問題は、それがなぜヒトの脳に、創造能力と工夫への飽くなき挑戦を生み出したのかだ。

その鍵を握っているのが、ＤＲＤ４‐７Ｒ遺伝子と思われる。

ドーパミン受容体はさまざまな組織に存在し、ヒトでは５種類の受容体が確認されている（Ｄ１〜Ｄ５）。このうち、ＤＲＤ４は、Ｄ４受容体の形成に関わる遺伝子で、ＤＲＤ４‐７Ｒ遺伝子はＤＲＤ４の変異型であり、全人口の２割がこの変異遺伝子を持っていることがわかっている。

そして、ＤＲＤ４‐７Ｒの別名は「冒険家遺伝子」である。

これまでの研究によると、ＤＲＤ４‐７Ｒを持つ人の特徴は、「新しもの好き」であり、リスクを恐れず、挑戦心が強く、新しい場所・食べ物・考え方にチャレンジするのを好む傾向があるという。一方、ＤＲＤ４‐７Ｒを持たない人は、新しい食べ物や考え方を警戒し、用心深く振る舞うことがわかっている。

4万5000年前に突如として新型の石器を作り始めたのは、このDRD4－7Rを持っていた個体なのではないだろうか。つまり、チャレンジャーの資質を持っていた個体が、チャレンジャーとして目覚めたのだ。

しかし、人間の2割が冒険家遺伝子を持っているのであれば、初期のホモ・サピエンスの2割もこの遺伝子を持っていたはずだ。それなのに、この2割はなぜチャレンジャーとして目覚めなかったのか。

理由は、彼らの脳でドーパミンがほとんど分泌されていなかったためだ。DRD4－7R遺伝子を持ち、冒険家に変身させる変異型ドーパミン受容細胞があったとしても、肝心のドーパミンがなければ変異型ドーパミン受容細胞は機能しないからだ。これは、ピアノを弾ける能力はピアノがなければ発揮できず、水泳の才能は川も海もプールもない環境では意味のない能力であるのと同じだ。

「眠れる森の美女」を目覚めさせるには王子様のキスが必要だったように、「眠れる変異型D4受容体」を目覚めさせるには、ドーパミンの大量分泌というキスが必要だったのだ。

21.「2：6：2の法則」の背景

DRD4-7R遺伝子の頻度（=人口の2割）、DRD4-7R遺伝子を持つ人の特徴（新しいものを警戒し慎重で用心深い）と、DRD4-7Rを持たない人の特徴（新しもの好きで冒険好き）は、まさに「2：6：2の法則」の「上位2割」と「下位2割」の性格・特性そのものといえる。この法則は経験則とされているが、じつは生物学的裏付けがあったのだ。

ちなみに、この冒険家遺伝子を持つ者が全人口の2割なのは、ヒトの生息環境は数千年程度のタイムスパンでは大きく変化しないためだろう。

実際、社会の構造やシステムが安定している時には、非冒険家タイプで前例踏襲《とうしゅう》型にして慎重派の方が社会に適合しやすいし、こういうタイプが多い方が社会も安定する。

一方、冒険家タイプが能力を発揮するのは、環境が変化してそれまでの常識が通用しなくなった時だ。その時、冒険家は先頭に立って未知の土地に向かうが、新たな地での生活が安定してくれれば、もう冒険家の出る幕はない。

つまり、冒険家が求められるのは、長い歴史のうちの短い期間に過ぎないのだ。常識的に考えれば、DRD4‐7Rを持っている冒険好きは、非冒険家タイプより長生きしそうにないことは確かだ。たとえば、見たこともない植物に出会うと「食べられるかも」と食べてしまって中毒で死んだり、見たことがない動物に手を伸ばして噛まれるのは、間違いなく無謀な冒険家（アホともいう）だ。ホラー映画でいえば、廃墟となった病院に忍び込んで、「大丈夫だよ」とドアを開け、映画開始後3分でゾンビに襲われて最初の犠牲者になるタイプがこれだ。

ヒトは生息地を広げるたびに未知の動植物と遭遇したが、リスクより好奇心を優先するアホが、とりあえず食べてみたり手を出してみたりしたはずだ。そして、犠牲になった無謀なアホがいたからこそ、安全なものと危険なものの区別がついたのだ。もしも慎重派だけだったら、新しい知見は得られず、新たな食材の開拓もなかったはずだ。

だから、集団には「無謀・冒険派」と「慎重派」の両方が必要であり、その割合は「2：8」がベストなのだろう。

ちなみに、D4受容体については、前頭前野で何らかの行動抑制機能を果たしていることは確かだが、まだよくわかっていないことが多いようだ。

しかし、ＤＲＤ４‐７Ｒの変異でＡＤＨＤ（注意欠陥・多動性障害）の発症率が高まるという報告や、統合失調症の患者の線条体で変異型Ｄ４受容体が著しく増加しているという報告から推察すると、Ｄ４受容体の基本的機能は「行動抑制」であり、変異型Ｄ４受容体はその抑制を外すように作用しているようだ。

つまり、Ｄ４受容体は行動のリミッターであり、変異型Ｄ４受容体は、リミッターが外れた状態にするわけだ。そして、リミッターのハズレ具合により、「面白いことを発想するちょっと変な人」になったり、「ぶっ飛び過ぎてわけがわからない人」になったりするのかもしれない。

22．高血糖にＡ10神経が反応する理由

ヒトの脳のＡ10神経は、正常範囲内の血中ブドウ糖には反応しないが、食後の高血糖には反応してドーパミンを分泌する。同じブドウ糖なのに反応が異なるのはなぜだろうか。

理由は、生命の本質である「恒常性（ホメオスタシス）の維持」に関わっている。

恒常性とは、外部環境の変化にかかわらず生体の状態を一定に保つ性質のことで、体温、

血圧、血液の浸透圧、水素イオン濃度（pH）などが常に一定の範囲内にあるのは、恒常性が保たれているからだ。恒常性の司令塔は間脳の視床下部で、これらの値が正常からずれると、直ちに自律神経系を介して関係するホルモン分泌系に働きかけて、正常な値に戻そうとする。

血糖値も恒常性で一定に保たれている。実際、血糖値は視床下部が常に監視し、血糖低下には〔交感神経〕→〔膵臓、副腎〕→〔グルカゴン、アドレナリン〕、血糖上昇には〔副交感神経〕→〔膵臓〕→〔インスリン〕という反応を通じて、常に一定範囲に保っている。

血糖値が一定に保たれている理由は、赤血球のようにエネルギー源としてブドウ糖しか使えない臓器があることと、ブドウ糖はエネルギー源としては質は良くないものの、手軽にエネルギーが取り出せる使い勝手の良い便利な物質だからだろう。

恒常性で維持されている血中ブドウ糖にドーパミン分泌細胞が反応しないのは、おそらくブドウ糖の値が常に微変動しているからか、あるいは、恒常性の対象物質にはそもそも反応しないような設定になっているためだろう。

しかし、1万2000年前にヒトが加熱したドングリ（デンプン）を食べた時、食後に血糖濃度が通常の倍以上に上昇するというありえない現象が起きた。恒常性が保たれている状態とは「一定のリズムで演奏されるワルツ」のようなものだが、加熱デンプンによって、典雅なウィンナワルツがなんの前触れもなく突然ヘヴィメタルかアヴァンギャルド・ジャズになったのだ。

これでは混乱するなという方が無理だ。だから、過剰なブドウ糖はA10神経を刺激し、大量のドーパミンが分泌されたのだ。そのドーパミンを受け取った神経回路の一つが報酬系だったため、加熱デンプンは「依存性・中毒性物質」第1号となった。血糖の急上昇もヒトにとっては予期せぬ出来事だったが、それが中毒物質に変身することも想定の範囲外だった。

その後、ヒトはコムギという生産性の高い植物に出会ったことで、より大量の糖質を一気に摂取できるようになり、さらにはサトウキビに出会ったことで、大量のショ糖まで手に入れてしまう。

好きな時に好きなだけ中毒物質（糖質、糖類）を摂取できるようになり、A10神経は休む間もなくドーパミンを分泌している。

23・ヒトは糖質（穀物）を食べるように進化したか

「ヒトは1万年間、穀物を食べて生活してきたので、人体は穀物を消化するために進化してきたはずだ」と主張する科学者や栄養学者は少なくないが、科学的根拠のない浅はかな戯言《たわごと》である。ヒトは消化管だけで生きている生物ではないからだ。

イエスが説いたように、「人はパン（消化管）のみで生くるにあらず」なのである（ちなみに、この聖書の一節の引用は確信犯的誤用である。「人はパンだけで生きるのではなく、神の口から出る一つ一つの言葉による」という後段がイエスの主張である）。たとえ消化管が穀物向けに適応・進化できたとしても、脳が穀物に適応することは未来永劫ありえないのだ。

穀物の主成分はデンプンであり、デンプンはブドウ糖の重合体だ。そして、消化管での穀物の消化とは、デンプンを分解してブドウ糖にすることであり、ブドウ糖は小腸壁から吸収されて血管内に移行する。消化管が穀物用に進化したとしても、〔穀物を食べる〕→〔ブドウ糖となって吸収される〕という過程に変わりはない。

次の段階で起こるのは、食後の急激な血糖上昇だ。ブドウ糖を吸収したのだから当たり前である。つまり、消化管が穀物向けに進化しようとしまいと、血糖上昇は必ず起こり、穀物の主成分がデンプンである限り、食後高血糖から逃れる術はないのである（消化管が「穀物を吸収しない」方向に進化すれば話は別だが……）。

血糖の急激な上昇は、全身の血管で炎症反応を起こす極めて危険な状態であるが、血糖を下げる手段は、今も昔もインスリン1種類しかない。1万年間の穀物食にもかかわらず、インスリン以外の血糖降下ホルモンが分泌できるようになったわけではないし、インスリンが血糖を速やかに下げるように変化したわけでもない。

インスリンは過剰なブドウ糖を中性脂肪に転換することで血糖を下げるが、1万年間の穀物食にもかかわらず、これ以外の血糖下降手段は人体には備わっていない。また、中性脂肪の行き先は脂肪細胞か肝細胞しかない。これも1万年間で変わっていない。その結果として発症するのが脂肪肝と肥満だ。この点でも人体は全く進化していない。

この食後血糖上昇に、100%例外なく反応するのが中脳のA10神経だ。穀物を1万年食べようが、1億年食べ続けようが、A10神経は食後の血糖上昇に反応し続けるのだ。【①古い部品や機能は絶対に取り外さないこと】という基本仕様があるためだ。そして、A10神経は大量のドーパミンを分泌し、報酬系を刺激する。この反応も、A10神経と報酬系の間にシナプス形成がある限り、例外なく起こる反応だ。

ドーパミンを受け取った報酬系は幸福感を生み出し、さらなる快感を求めてまた穀物を摂取したくなる。これが糖質依存症だ。つまり、ホモ・サピエンスの脳から報酬系が完全消失するような突然変異でも起きない限り、糖質依存症の発症を防ぐ手段はないのである。また、【①古い部品や機能は絶対に取り外さないこと】という基本仕様のため、報酬系がドーパミンに反応しなくなる方向への「進化」も起こりえないのだ。

要するに、ヒトの消化管が穀物用にいかに進化しようと、食後高血糖は防げないし、高血糖に対する脳の反応も変えようがないし、変わりようがないのである。

毎日タバコを吸えば、ニコチン依存症から離脱できるだろうか。毎日覚せい剤を打てば、覚せい剤に反応しない脳になって覚せい剤中毒から抜け出せるだろうか。穀物を毎日食べれば、脳のＡ10神経は高血糖に反応しなくなり、糖質依存症でなくなるだろうか。

もちろん、そんなバカなことはない。いずれの場合も、依存症はさらに悪化するばかりだ。ヒトの脳に依存症発症物質（穀物、ニコチン、覚せい剤など）がある限り、報酬系は否応なしに反応し続けるからだ。

依存症から離脱するための手段は、ただ一つ、摂取をやめることしかないのである。

24・偶然が起こした奇跡

このように、最初期の生命体からホモ・サピエンスの脳に至る歴史を俯瞰《ふかん》してみると、脊椎動物の進化とともに中枢神経系（脳）は構造の複雑化と容量の増大（＝ニューロン数の増加）が並行的に起きたことがわかる。

だが、複雑化にしても容量増大にしても、「脳の機能不足、容量不足」に対応したものでないことは明らかだ。

魚類の脳では環境の変化についていけないから両生類の脳が誕生したわけでもないし、両生類の脳では機能不足だから爬虫類の脳に進化したわけでもない。魚類はその脳で現在の環境に見事に適応して大繁殖しているし、両生類はより複雑な脳を持つ爬虫類に駆逐《くちく》されたわけでもない。

ホモ・サピエンスに限って見ても、１３５０mlの脳が、その持てる能力を開花させたのは、ホモ・サピエンス20万年の歴史の直近８万年だけであり、それ以前の12万年間は「何も考えない／考えようとしない」脳だったのだ。

つまり、脊椎動物の脳は、目的も使い道もないのにとりあえず細胞数を増やし、構造も複雑化させたと考えざるをえないのだ。なぜ脳神経細胞は増えるのか。それは、神経細胞が「増えよ」をテーゼとする最初の生命体の末裔《まつえい》だからだ。また、細胞数増加については、別の面からも説明が付けられる。

胚（ヒトでいえば胎児）の脳のニューロン数は、新しいニューロンを作るための材料（タンパク質と脂質）と、脳が専有できるスペース（体積）で決まるはずだ。材料がいくら豊富でも、スペースの空きがなければ細胞数は増やせないし、スペースが十分にあっても、材料がなければ細胞分裂を続けられない。

この推論が正しいとすれば、卵生の動物（魚類、両生類、爬虫類、鳥類）の胚が高機能の脳を持つのは難しかったことになる。卵生動物の胚が育つのは卵殻という閉鎖空間であり、利用できる材料も、脳が育つスペースも、有限だからだ。

それに対し、哺乳類の胎児は、胎盤を通して出生の直前まで母体から材料供給が続き、しかも、胎児の育つ場は硬い殻の中でなく伸縮性のある子宮だ。胎児の脳を大きくする（＝細胞数を増やす）にはベストの条件であろう。

さらに、哺乳類は恒温動物だが、これも胎児脳の細胞数を増やすのに役立ったと思われる。

恒温動物は、内臓や筋肉で熱を過剰に産生し、余分な熱を外部に放出することで体温を一定に保っている。この「過剰な熱産生システム」を維持するために基礎代謝の7割が使われているが、そのためには大量の熱源を「食料」という形で常に取り込む必要が生じ、恒温動物は同体重の変温動物の平均15倍多くの食料を摂取するのだ。

この「熱産生のための過剰な食物摂取」は、もちろん、「脳のニューロン増加のための材料」にもなったはずだ。

ちなみに、鳥類と恐竜も恒温動物だが、卵生という限界のために哺乳類のような脳は獲得できなかったと考えられる。

500万年前、ヒトはチンパンジーとの共通祖先から分かれ、チンパンジーは樹上生活を続け、ヒトは草原のサルの道を選んだが、両者の生活パターンが動物性タンパク質摂取量を分け（チンパンジーの動物性タンパク質摂取量はカロリーベースで5%、先史人類は35〜80%）、それが2つのサルの脳容量の違いを生み出したことは、すでに説明したとおりだ。

その後、ヒトの脳はゆっくりと容量を増やしていったが、それによってヒトが得たものはなく、おそらく、チンパンジーと同じサイズの脳でも、全く問題なく生きていけたと考えられる。

20万年前に、現代人と同じ脳容量を持つホモ・サピエンスが出現するが、その脳は彼らにとって明らかにオーバースペックであり、大きいだけで使い道のない臓器だった（たとえていえば縄文時代のスーパーカー、鎌倉時代のスマートフォンである）。それどころか、新生児の脳も巨大化したために難産になり、子育てが格段と難しくなった可能性が高い。

要するに脳の巨大化は、面倒なことばかりでメリットは何一つなかったのである。

もちろん、この図体ばかり大きくて役に立たない穀潰《ごくつぶ》し（＝巨大脳ミソ）は、底知れぬ潜在能力を秘めた「眠れる天才」であり、シナプスという配線工事のきっかけさえあれば、極めて有能な恐るべき臓器に変貌するのだが、この時期のホモ・サピエンスには「脳の配線工事」がいつ始まるかはわかっていないし、それどころか、配線工事を必ずするという保証すらなかった。つまり、配線工事が間に合わずに絶滅しても不思議ではなかったのである。

実際には7万4000年前に最終氷期が始まり、その1000年後にトバ山の壊滅的大噴火が起きて人口が激減し、生存可能な地が狭まったために局地的人口密度が上がり、それがドーパミン分泌細胞を刺激して「配線工事」が一気に進んだと思われるが、これはあくまでも結果論に過ぎず、「風が吹けば桶屋《おけや》が儲《もう》かる」程度の因果関係でしかない。

たとえば、トバ山大噴火が数万年ずれて起きていたら最終氷期初期の人口激減はなく、その場合は「配線工事」はいつまでたっても始まらず、私たちはいまだにハンドアックス以外の石器を発明できなかったかもしれない。それどころか、衣服を発明できず、大型獣の狩猟にも適応できず、最終氷期で絶滅していた可能性もある。

つまり、ホモ・サピエンスの大脳の目覚めを演出したのは、氷河期の開始と巨大噴火の絶妙なコラボだったが、両者は互いに無関係に発生する自然現象であり、たまたま運良く、相前後して発生しただけなのである。そして、その時期にたまたま、大きくて複雑だが未配線の脳を持っていたホモ・サピエンスが生きていただけのことだ。

すなわち、ヒトの大脳の高機能化は、偶然に偶然が重なって起きたものであり、必然の帰結ではなかったのだ。

V　糖質セイゲニスト、先史時代のヒトに迫ってみる

1．努力しないサル

前著でも説明したように、霊長類は基本的に決まった塒《ねぐら》を持たずに常に移動する「遊動生活」をする動物であり、そこから分化した先史時代（文字を持たない時代、石器時代とほぼ同義）のヒトも、決まった住処《すみか》を持たずに移動しながら食料を得て生きていた。

『人類史のなかの定住革命』（西田正規、講談社学術文庫）では、この遊動生活の特徴として、「不快なものには近寄らない、危険であれば逃げていく。この単純きわまる行動原理こそ、高い移動能力を発達させてきた動物の生きる基本戦略だ」と説明している。食べ物がな

くなったら食べ物のある所に移動する、他の集団とトラブルがあったらそいつらがいない所まで逃げる、周囲が排泄物で汚れたら汚れていない所に移動する、といった具合だ。「汚れたら頑張ってきれいにする」という発想もなければ、「トラブルの相手と話し合って自分の言い分を受け入れてもらうように努力する」という行動に出ることもない。「友情・努力・勝利」的な行動原理から最も縁遠いのが先史時代人なのだ。

なぜ努力しないかというと、努力や想像や未来の予測という能力が脳に宿るのは、今から8〜5万年前であり、それ以前の、初期のホモ・サピエンスを含むヒト属の脳には、そのような機能はまだ宿っていなかったからだ。

つまり、脳の機能という点では、ヒト500万年の歴史は2つに分けられ、脳の構造は同じなのに、5万年前頃を境に、機能は全く別物に変身したのだ。5万年前以前のヒトの脳は、いわば「サルに毛が数本増えた」程度の能力しか持っていなかったが、それ以降の脳は、ユークリッドやアリストテレス、ベートーヴェンやゴヤやゲーテ、アルキメデスやニュートンやアインシュタイン、ガロアやゲーデル、エルデシュに繋がる一本道に足を踏み入れたのだ。

私たちはともすれば、自分たちの延長線上で先史時代人の行動を類推しがちだが、それが通用するのは5万年前以降だけであり、それ以前のヒトは、私たちとは全く異なる行動原理で日々を過ごしていたことになる。

つまり、私たちの行動原理の延長線上で5万年前以前のヒトの行動は推察できないし、推論してはいけないのだ。

2．好色なサル

ミトコンドリアDNAの分析によると、ヒトがチンパンジーとの共通祖先から分かれたのが今から487万年前頃、チンパンジーとボノボ（以前はチンパンジーの一種と考えられていて、ピグミーチンパンジーと呼ばれていた）の分離は今から233万年前頃とされている。チンパンジーとボノボを分けたのは大河コンゴ川であり、両者は地理的な障壁により異なった習性を持つ種に分離したようだ。

チンパンジーはコンゴ川北側を生息域としたが、ここはゴリラの生息域と重なり、チンパンジーはゴリラのハーレム制（1頭の優位オスが複数のメスと交尾する）に似た群れで生活している。

一方、ボノボはコンゴ川南側を生息域としたが、ここにはゴリラのような競合相手はなく、ハーレム型ではなくフリーセックス型という新しいライフスタイルを選択した。最初期のヒトはハーレム型だったと考えられているが、ホモ・エレクトゥス（170万年前に出現）の時代にボノボと同じライフスタイルに移行したようだ。

『性の進化論』（クリストファー・ライアン、カシルダ・ジェタ、作品社）によると、ヒトとボノボには、他の類人猿には見られない次のような特徴があるという。

●他の霊長類は決まった期間にしか発情しないが、ボノボとヒトは常に発情し、いつでも性行為が可能であり、生殖に結びつかない性行為を頻繁に行なう。

●ヒト、ボノボではオスとメスの体格差は10〜20%程度と小さく、ヒトのオス・メスの体格差は数百万年間変わっていない。数少ない生殖チャンスをめぐってオス同士が競い合う動物（例：ゴリラ）では大きく強いオスが有利になり、必然的にオスとメスの体格差は大きくなることから、ヒトとボノボではメスをめぐるオス同士の争いがないことを意味する。

●ゴリラの成獣オスはボノボの3倍以上の体重を誇るが、ペニスの長さはボノボが3倍大きく、睾丸も圧倒的に重い。そしてヒトのペニスは全霊長類中で絶対値、相対値ともに最大である。

●性行為の持続時間は他の霊長類に比べヒトが圧倒的に長い。

●同性愛も認められる。

ボノボとヒトは、フリーセックスによる乱婚型血縁関係をベースとした十数人程度の集団で暮らす平等主義者である、という点で共通している。ここでいう平等とは、食料を全員で平等に分配するだけでなく、成人（成獣）は集団内の成熟した異性・同性全員と性交でき、子どもは集団全体で育てる、というライフスタイルである。

初期人類において、性交は生殖のための行為ではなく、血縁集団内の結び付きを強固で確実なものとするための手段だったのだ。つまり、全てのオスとメスが日常的に性的関係を持つことで、互いの結束を高め、集団意識を維持し、捕食獣（ヒョウなどの大型ネコ科肉食獣）の襲撃に集団で立ち向かったのだ。また、同性愛行為が日常的に見られるのも、仲間との絆を強固に保つための行為と考えれば納得がいく。

鋭い爪もなく、鋭い牙《きば》もなく、強い腕力も高い運動能力も持たない生物がサバンナで生き抜くためには、強い仲間意識で結ばれた集団で行動するのが最適解であり、そのためには乱婚的血縁集団であることが最善解だったのだろう。

さらに、ヒトとボノボは頻繁に対向位（いわゆる正常位）で性交（交尾）を行なうが、このことも集団の結束を強化したと私は考えている。

哺乳類の大多数は後背位で交尾し、対向位での交尾が確認されているのは水生哺乳類（クジラ、イルカ）とオランウータンなどに限られ、この点に関しては陸生哺乳類としてはヒトとボノボは極めて特異的といえる。

後背位と対向位の最大の違いは、メスのクリトリスへの刺激の有無だ。哺乳類の身体の構造から、対向位ではクリトリスへの刺激は容易だが、後背位ではどう努力してもクリトリスは刺激できない。

つまり、後背位交尾をする大多数の哺乳類のメスは、自分の体にクリトリスという「最大の快楽器官」があることを知らずに、クリトリスへの刺激のない交尾（ヒトのオスでいえば、亀頭への刺激のない性交みたいなものだろうか）をしていることになる。

しかも、ヒトとボノボは集団で暮らしていて、集団構成員全員と性交（交尾）するのが日常であり、クリトリスは一日に何度も刺激されることになる（この点が、基本的に単独生活であるオランウータンのメスとの違い）。

おそらく、あらゆる哺乳類の中で、ヒトとボノボのメスだけがクリトリスの快感を知っているのだ。その強烈な快感が、哺乳類本来の「発情期というリミッター」を外させたのではないだろうか。

その結果、メスは一年を通して「常時受け入れ可能」になり、それに対応してオスも「即時臨戦態勢」である必要が生じたのだろう。その結果、ボノボは大きな睾丸を獲得し、ヒトは霊長類界最大のペニスを手に入れたと考えられる。

なお、ヒトとボノボのもう一つの共通点は直立二足歩行であり、ボノボはチンパンジーよりも直立二足歩行が得意で、数十メートルを歩行することもある。直立二足歩行をするためには股関節《こかんせつ》の形態的・機能的変化が必要だが、もしかしたら、股関節の変化が対向位という特異な性交（交尾）を可能にしたのかもしれない。

同様に、対向位交尾が可能なオランウータンは、股関節の動きの制限が少ない（大腿骨《だいたいこつ》を骨盤に保持する股関節の靭帯《じんたい》がないため）。このことは、対向位交尾には骨盤の構造の変化が必要であることを窺《うかが》わせる。

3．食べ物に囲まれたサル

先史時代のヒトは、努力とか我慢とか労働とは無縁だったし、基本的に餓えとも無縁で、一時的に食料が不足することはあっても、それが常態化することはなかった。

先史時代のヒトの人口密度は、先述のように、1平方キロメートルあたり0・1〜1・0人と推定されており、これは東京都内でたとえると、ＪＲ山手線に囲まれる範囲（63平方キロメートル）に6〜60人が生息している状態に相当する。つまり、15人の集団で生活していたとすると最大でも4グループである。

東京在住の方なら、上野、池袋、渋谷、四谷にそれぞれ1グループと考えると、その具体的な様子が目に浮かぶと思うが、要するにとてつもなく人口密度が低かったのだ。だから、他の集団と遭遇することもなく、食料をめぐって他の集団と争うこともなかった。争うくらいなら逃げる（移動する）方を選ぶのが先史時代のヒトの基本姿勢だからだ。

また、一日あたりの移動距離は、現代の狩猟採集民の移動距離（10〜20㎞）より短かったと思われる（環境の変化によって、現代の方がより広い距離を移動しなければ食料を確保できなくなったから)。つまり、一日あたり徒歩で2〜3時間程度であり、私たちの尺度でいえば、これが一日あたりの「生きるための労働時間」となる。「2〜3時間労働で残業なし」とは、まさに夢のような労働条件である。

食べ物は大型動物ではなく(これについては後ほど説明する)、昆虫や節足動物、貝などの軟体動物、小動物、木の実などで、動物性タンパク質が豊富な食事だったことがわかっている(カロリーベースで35〜80%が動物性タンパク質)。

特に昆虫は、タンパク質と脂質が豊富な極めて良質な食料である。しかも、子どもでも遊びながら素手で捕まえられ、30分もあれば一日に必要な食料が確保できる。おまけに、加熱しなくても食べられ、味は基本的にエビやカニと変わりなく、不味《まず》くて食べられないものは極めて少ない(私は昆虫を提供する料理店によく行って食べているので体験済み)。

また、毒を持っている昆虫はまれであり、有毒なのはカンタリジン(加熱しても分解されない有毒物質)を体内に持つツチハンミョウとカミキリモドキくらいである。

まさに、先史時代のヒトにとって、昆虫は理想的な食材だったのだ。

先史時代のヒトが暮らすサバンナは食材だらけで、食べ物は遊びながら集められ、一日数時間ほどブラブラ歩いて移動、というのが彼らの生活だった。それ以外、何もすることがなく、こういう生活が生まれてから死ぬまで毎日続くのだ。

しなければいけない仕事も義務もないし、食料探しで苦労することもないし、暇で暇でしょうがなかったはずだ。残った膨大な時間には、ボーっとするか、暇つぶしにセックスするくらいしかなかっただろう。もちろん、ヒョウなどの大型捕食獣が襲ってきて赤ん坊が餌食《えじき》になることもまれならずあっただろうが、それ以外は平穏で変化の乏しい日々の連続だったと思われる。

現代の狩猟採集民の研究によると、彼らは「食べ物が不足する」ということを全く考えていないそうだ。常に周囲に食べられるものがあるし、食べ物が少なくなったら、ちょっと歩いて移動すれば問題は解決するからだ。

逆に、「食べ物が不足するかもしれない」と怯えるようになるのは、農耕開始以後である。農耕民が収穫物を貯蔵するようになったのは、作物が過剰に採れたからではなく、いつ不作になるかわからないという不安から、不作に備えて貯蔵せざるをえなくなったからなのだ。

また、さまざまな遺跡の人骨化石の研究から、先史時代のヒトは、長期間に及ぶ飢餓状態や栄養不足に陥ることはなく、伝染病に罹患《りかん》することもなく、基本的に健康だったことがわかっている。仮に感染症が発症したとしても、それは集団内に限られ、他の集団に伝染することはなかった（集団同士の接触がなかったので伝染しようがない）。

逆に、飢餓に悩まされるようになるのは農耕開始以降であり、農作物への依存度が高まるにつれて飢餓は常態化していった。さらに、家畜を飼うようになったために人畜共通感染症が発生し、人口密度の上昇とともに感染症が蔓延するようになり、伝染病で命を落とすようになった。また、農耕の発達とともに栄養不足も常態化するようになった。穀物はデンプンばかり多くて、栄養に乏しい質の悪い劣悪な食料だったからだ。

アフリカでは、数十万年ごとに新種のヒトが誕生したが、基本的な生活パターンに変化はなかったと思われる。これがヒトの歴史５００万年の99％を占めていたのだ。

4．狩猟か採集か

先史時代のヒトの脳の基本仕様は、「努力しない、頑張らない、困ったら逃げる」であり、ヒトの脳が「努力する、頑張る、困難に立ち向かう」仕様になるのは今から5万年前以降のことで、ヒトの歴史５００万年からすると、つい最近の変化である。

つまり、人類史５００万年は、

●「努力しない脳」の500万年前〜5万年前
●「努力する脳」の5万年前〜現在

に分けられるのだ。

当然、食料調達方法も、「努力しない脳」時代と「努力する脳」時代で異なっていたと考えるべきだろう。前者の時代は「努力しない、頑張らない」方法で食料を得、後者の時代は「努力する、頑張る」ことで食料を確保したはずだ。

このように考えると、先史時代を「狩猟採集時代」と呼ぶのはおかしいことに気が付く。採集には「努力、工夫、闘争心」は必要ないが、狩猟には「努力と工夫、闘争心」が必要だからだ。つまり、「努力しない脳」時代のヒトには狩猟は不可能なのだ。

それは、実際に草原に立ってみるとわかる。草原は昆虫の宝庫だ。バッタにしろイモムシにしろ、栄養豊富で食べ応えのある「獲物」で溢れていて、道具なしに手掴《てづか》みでも十分過ぎるほどのタンパク質が得られる。

一方、中型〜大型獣となると、簡単に捕まえられないどころか、捕まえようとして大ケガすることだってある。獲物が大型になればなるほど、習性を観察して研究する必要があり、綿密な計画と殺傷能力の高い武器の開発が必要となる。これらは「努力する脳」時代になって備わった脳の機能によってのみ可能だ。

「努力しない脳」時代のヒトなら、バッタとヤギのどちらを選ぶだろうか。迷うまでもなくバッタだ。「簡単に捕まえられる獲物の宝庫」にいるのに「簡単に捕まえられない危険な獲物」に手を伸ばすのはバカである。

これらのことから、「努力しない脳」時代のヒトは採集で食料を得ていて、「努力する脳」時代になって初めて狩猟を開始したとするのが妥当である。

この考えが正しいとすると、ヒト500万年史は「食物の入手法」で次の3期に分けることができる。

- ●500万年前〜5万年前の採集中心の生活
- ●5万年前〜1万年前の狩猟中心の生活
- ●1万年前以降の農耕中心の生活

ちなみに、現代の狩猟採集民の調査から初期人類の姿を探ろうとする研究が多いが、これはおそらく的はずれだろう。現代の狩猟採集民は「努力する脳」時代のヒトであり、「努力しない脳」時代のヒトとは思考も行動も全く別物だからだ。実際、現代のマサイ族（ケニアの狩猟採集民）は町のネットカフェでＳＮＳにアクセスし、ソーラー発電で充電したスマホを使いこなしている（マサイ全体のスマホ所有率はまだ低いようだが）。現代の狩猟採集民は、昔ながらの生活様式を受け継ぎながらも、それ以外の部分では恐るべきスピードで現代文明に対応している「現代人」なのだ。

5．長く走れるサル

また、「人類は長距離走を武器にした狩猟者だった」という説もあるが、これには無理があるようだ。

たしかにヒトは長距離走に長けているのは事実だが、獲物を追って走り続けたら、乳飲み子を抱えているメスと子どもはついていけず、集団はバラバラになってしまうからだ。その瞬間を、ヒトを獲物とするヒョウなどのネコ科大型捕食獣が見逃すはずがない。捕食獣にとって、メスと子どもだけの集団は、「食べ放題のバイキングコース」である。

前述のように、先史時代のヒトは、ネコ科大型捕食獣の襲撃を撃退するために、乱婚型血縁関係集団を作り、数の力によって群れ全体で防御してきたのだ。鋭い爪も牙もなく、強い力もなく、俊敏な運動能力も高い知能も持っていない初期のヒトがサバンナで生き延びるためには、集団防衛するしかないのだ。

だから集団のメンバーは、子どもや子どもを抱いたメスの移動スピードに合わせて歩き、集団がバラバラにならないように調節したはずだ。集団で行動するためには、その集団で最も遅いメンバーに合わせて歩くしか選択の余地はないのだ。

長距離走の能力が狩りに活かされるようになったのは、定住化以降、すなわち、今から1万2000年前以降のことだろう。定住に適した場所に複数の集団が集まって暮らすようになれば、狩猟担当、採集担当、子育て担当、防衛担当のように、役割ごとに行動できるようになり、それまでの「集団全員で同一行動」をする必要がなくなるからだ。

ちなみに、「ヒトは長距離ランナーの狩人」説は、20世紀後半のランニング・ブームを背景に生まれたのではないかと想像している。

アメリカでランニング（ジョギング）がブームになるのは、1977年に出版されたジム・フィックスの『The Complete Book of Running』がベストセラーになったことがきっかけだ（邦題は『奇蹟のランニング』）。じつは1970年代まで一般のアメリカ人は滅多に運動せず、ジョギングをする人も皆無《かいむ》だったのだ（『ヒトはなぜ太るのか?』、ゲーリー・トーベス、メディカルトリビューン）。

そんな中で、突如始まったランニングブームで、生まれて初めて、走ることの快感の虜《とりこ》になった研究者がいて、この「長距離ランナー仮説」を思い付いたのではないだろうか。

ちなみに、1970年代後半からのランニングブームを受けて、アメリカでは医師が「運動して低脂肪食を摂取するように」とアドバイスするようになったが、逆に肥満者は増加し続けたというデータが出ている。運動で食欲が増し、高糖質の低脂肪食をより多く食べるようになったためだった。

6. 火を使うサル

考古学では「日常的に火を使っていた最も古い証拠は約12万5千年前の遺跡」とされている。また、「火と言語の使用がヒトと他の動物を分けた」というのも広く信じられている。

しかし、先史時代について調べれば調べるほど、この時代のホモ・サピエンスが火を使いこなしていたとは到底信じられないのである。

火はたしかに便利な道具だが、石器や棍棒《こんぼう》と比べると格段に取り扱いが難しく、危険な道具だ。火は熾《おこ》すのも大変なら（マッチもライターも虫眼鏡もない状態で火を熾してみれば嫌というほどわかる）、火が消えないようにするのはさらに難しい。取り扱いの難易度は石器の比ではないのだ。

12万5千年前のホモ・サピエンスといえば、それより150万年近く前にホモ・ハビリスが発明した石器を改良もせずに使い続けていた世代である。石器を使いやすくすることもできなかったホモ・サピエンスが、それより桁違いに扱いが難しい道具（火）を日常的に使いこなしていたと想定するのは無理がある。たとえていえば、ピアノの超初心者にリストやラフマニノフを課題に出し、歩き始めたばかりの赤ん坊に走り高跳びを練習させ、足し算を習ったばかりの小学生にピタゴラスの定理の証明を求めるようなものだ。

このことに気が付いたのは、『失われた夜の歴史』（ロジャー・イーカーチ、インターシフト）に、「火をおこすのは、根気と熟練を要する仕事だった。（中略）19世紀に黄燐《おうりん》マッチが発明されるまで、最も簡単な方法は、隣人からまだ燻《くすぶ》っている燃えさしか熱い石炭を借り、持ち帰ることだった。火打ち石の着火作業は容易なことではなかった。特に暗闇の中では厄介だった」という記述を発見した時だ。黄燐マッチが発明されたのは1830年だが、産業革命以後の19世紀近代人をもってしても、火を熾すことは面倒で厄介で、熟練を要す作業だったのだ。

一方、12万5千年前のホモ・サピエンスは、まだ前頭連合野が発達せず、努力や工夫、忍耐とは無縁の「努力しない脳」の持ち主だ。そんな彼らが、忍耐強く木をこすり合わせて火を熾す、なんてありえないのである。できたのはせいぜい、突発的に山火事や火山噴火、溶岩流などから火を手に入れることくらいだろう。

さらに、突発的に火が得られたとしても、それを消さないようにするためには、前もって燃料（枯れ枝など）を準備しないといけないし、燃え具合を常に観察しながら、燃料を適量ずつ（多過ぎても少な過ぎてもいけない）、連続的に追加しないといけない。

つまり、「現状の観察と未来の予測、それから割り出した今すべき行動の決定」が必要であり、これまた、前頭連合野の発達なしには不可能だ。

さらに、12万5千年前は最終氷期以前であり、昆虫や小動物の採集が中心の食生活である。つまり、食料は生で食べられるものであり、何もわざわざ加熱する必要はない。それどころか、昆虫も小動物もサイズが小さいために、加熱すればすぐに黒焦《くろこ》げになり、食料でなく炭になる。小さな食材を程良く加熱して食物にするには熟練の技が必要なのだ。

要するに、加熱しなくても食べられるのに、黒焦げにするリスクを負ってまで加熱するのは、よほどのヒマ人である。

このような観点から、従来からの「先史時代のヒトと火」の定説を見直してみよう。

「従来の定説」をまとめると次のようになる。

①火の利用が始まってから、ヒトの社会文化的進化は急激に早まった。

②ヒトは火を、調理に使い、暖を取り、獣から身を守るのに使い、それにより個体数を増やしていった。

③火を使った調理は、ヒトがタンパク質や炭水化物を摂取するのを容易にした。

④火によって寒い夜間にも行動ができるようになり、あるいは寒冷地にも住めるようになった。

①は原因と結果の取り違えである。ヒトの脳が火を使いこなす能力を獲得したのは、５万

年前にさまざまな用途向けの新型石器を次々と開発し始めた後だろう。つまり、「火を使うようになって社会文化的進歩が早まった」のではなく、「脳の発達から火を扱えるようになり、同時に文化も一気に進歩した」だけのことである。

②の「火の使用が個体数を増やした」という証拠はない。先史時代のヒトの人口密度は、ほぼ一定で推移し、個体数の増加は定住化と同時に始まっている。

③の「火の使用がタンパク質や炭水化物の摂取を容易にした」というのもおかしい。動物性タンパク質は加熱せずに食べられる食物だ。炭水化物（穀物デンプン）は加熱により「食べられないもの→食べ物」に変化したが、デンプンは食物として質が悪く、加熱デンプンを食べ始めてからヒトが低身長化・短命化したことは今や常識である。

④の「火によりヒトは寒冷地に住めるようになった」というのも明らかに嘘だ。たとえば、寒冷期に家の中を暖房器で温めたとして、「毛のないサル」が裸で外出したらどうなるだろうか。凍死するだけだ。獣毛を持たず、保温手段がないからだ。

要するに、いくら火が使えても、裸のままでは一歩も外に出られず、餓えて死ぬのを待つしかない。外に出て食料を得るためには保温手段が必要なのだ。それが衣服だ。衣服で皮膚の上に「空気の断熱層」を作るわけである。

ヒトが衣服を着るようになるのは今から7万年前、針と糸を発明して重ね着（より強力に断熱できる）ができるようになるのは5万年前であり、それ以降、ヒトは最終氷期の寒さをものともせずに生息域を広げていったのだ。つまり、火を利用できなくとも、衣服さえあれば、寒冷地に適応できるのである。

前述の『失われた夜の歴史』には、「最も簡単な方法は、隣人からまだ燻っている燃えさしか熱い石炭を借り、持ち帰ることだった」とあったが、これは、恒常的な火の使用には「隣人」が必要不可欠であることを示している。火を熾すことが簡単でない以上、その集落全体で火を消さないようにするしかないのだ。

そして、隣人の数が多ければ多いほど、火種が消えずに残っている確率は高くなる。つまり、局所的に人口密度が高くなって初めて、火を恒常的に使えるようになったはずだ。

この点からも、十数人程度の集団で暮らしていた遊動生活時代（1万2000年前以前）には、恒常的な火の利用は不可能だったと結論する。

7．裸のサル

ヒトはホモ・エルガスターの頃から獣毛を失い始めたとされているが、「裸のサル」路線を選んだ理由については諸説紛々であり、これぞという定説はまだないようだ。

これに対する私の仮説は単純明快だ。

①獣毛が薄い突然変異が発生
②生存に特に不利にならず（理由は後述）、生殖可能年齢に成長
③獣毛の少ない相手との性交を気持ちいいと感じる個体が出現
④やがて、獣毛の少ない者同士の性交の方がさらに快感が高まることがわかり、獣毛の多寡が次第に性交頻度の差となり淘汰圧となった

頻繁な性交により群れの結束を高めて生き延びてきた霊長類が、ヒトとボノボだ。だから、性交（交尾）の快感を高めるものは、基本的に「生存に有利なもの」となる。

もしも獣毛の少ない相手との性交でより大きな快感が得られるのなら、それは群れの結束を高めることに寄与し、結果的に集団全体の安全性を高めることになる。これが、獣毛を失わせた原動力だろう。

さらに、草原を直立歩行するヒトでは、獣毛を失うことは生存上の不利にならなかったと思われる。足底は厚い角質で保護されていて、鋭いものを踏まない限り傷付くことは少なく、それ以外の部位が傷付くことは基本的に少ないからだ（例外は、捕食獣に襲われた時と、転倒した時くらいだろうか？）。

さすがに氷河期になると、獣毛のない皮膚は生存上のハンディになり、絶滅の危機に瀕しただろうが、その後に出現したヒト属が「裸のサル」路線を踏襲したことから考えると、乱婚的血縁集団で暮らす上では、獣毛のないメリットとデメリットでは前者が優ったのだろう。

一方、同様のライフスタイルを持つボノボは、獣毛を失わなかった、というより、失うわけにはいかなかった。ボノボは樹上生活だったからだ。

樹上生活では、移動のたびに体のあちこちが木の幹や枝と接触するため、獣毛で身を守る必要があったのだ（これは、素っ裸で木登りすればすぐに実感できる）。だから樹上生活のボノボは、快感と引き換えにしても獣毛を捨てるわけにはいかなかったのだ。

もしもこの仮説が正しいとすれば、ヒトが全身の獣毛を失ったのに、性器周囲にだけ体毛（性毛）を残したことについても、ある程度説明ができる。漆黒の毛を性器周囲に残すことによって、ピンクの角化粘膜（オスの亀頭、メスの小陰唇）との強烈なコントラストが生まれ、それが視覚的刺激を強めることによって、快感をさらに高める効果を持つからだ。

8．汗まみれのサル

あらゆる動物のエクリン腺（汗腺）は、次の2つに分けられる。

①霊長類の指尖部《しせんぶ》・手掌《しゅしょう》と尾の内側、イヌ科とネコ科の肉球に分布するエクリン腺
②ヒトの全身に分布するエクリン腺

このうち、霊長類とイヌ科・ネコ科の共通祖先は、樹上生活の肉食動物だったため、指尖部、手掌、肉球のエクリン腺は、樹上生活に必須の「滑り止め器官」だと考えるのが妥当だろう。いずれにしても①は、樹上生活をする哺乳類が誕生した直後に発生した古い器官だと

思われる。

ヒトのエクリン腺は交感神経単独支配だが、ヒトの指尖部や手掌のエクリン腺は「アドレナリン作動性」であるのに対し、それ以外のヒトのエクリン腺は「コリン作動性」であり、両者は別物であることがわかる。すなわち、前者は①と同系統の「滑り止め」器官、後者は前者とは無関係に、新たに誕生した器官だ。

ヒトの全身に分布するコリン作動性エクリン腺の機能については、「汗が蒸発して皮膚表面から気化熱が奪われることで体温を下げる」という体温調節説がほぼ定説となっているが、これは疑わしい。

私たちは猛暑では汗が滴《したた》り落ちることを知っている。つまり、汗は蒸発せずに皮膚の上を流れ落ちていて、皮膚表面で蒸発していないのだ（だからこそ滴り落ちている）。蒸発していないのだから、皮膚表面で気化熱が発生することはない。つまり、「気化熱で体温調節」するのは原理的に不可能だ。

水の蒸発に関与する因子はさまざまあるが、外気温と湿度を一定とすると、水が蒸発する面積と外気の風速が大きく関与しているようだ。つまり、ヒトが気化熱で体温を下げるには、方法は2つしかない。

①体表に無数の突起物を作るなどして、体表面積を増やす（植物の蒸散はこの方式）。
②汗を全て肌着などで吸収・保持し、強風に晒《さら》される。

ちなみに、ツール・ド・フランス（＝自転車プロロードレースの最高峰）の選手は、高強度の運動を長時間続けるが、ゴールインと同時に熱中症で倒れることがあるそうだ。これは、競技中は体の周りに「空気の流れ」ができて、汗は連続的に蒸発して気化熱が奪われるが、レース終了とともに空気の流れがなくなって、気化熱による熱発散が停止するためらしい。逆にいえば、「発汗による体温調節」が有効に機能するためには、強風が必須なのである。

そして何より、糖質摂取ゼロの先史時代のヒトは、ほとんど汗をかいていないのだ。これは簡単な人体実験で立証できる。私はこれまで、「真夏日の東京都心の日なたを、飲水せずに休まず3時間歩く」という人体実験を十数回繰り返してみたが、結果はいつも同じで、5時間以上飲水していないのに口渇感《こうかつかん》はなく、体はわずかに汗ばむ程度で、体温は一定で、熱中症の症状は一度も出なかったのだ。糖質制限前は自分でも呆《あき》れるほどの汗っかきだったのに、糖質制限後は、うだるような猛暑を歩き続けても、ちょっと汗がにじむ程度なのだから、まさに劇的な変化である。

その後、多くの糖質セイゲニストが人体実験を追試してくれたが、結果は同様だった。要するに、糖質摂取をやめると汗をかかなくなるのだ。

また、保育園の検診をしている小児科医によると、生後6ヶ月未満の乳児はほとんど寝汗をかかないが、離乳食が始まった途端に大量の寝汗をかくようになるそうだ。日本で離乳食といえば、お粥《かゆ》やイモやカボチャなどの糖質がメインである。すなわち、糖質タップリの離乳食を食べ始めると同時に、赤ん坊の大量発汗が始まるのだ。

以上から、先史時代のヒト（＝糖質摂取ゼロ）のエクリン腺は「発汗器官」ではなかったと推察できる。

また、私を含め多くの糖質セイゲニストが「汗が臭わなくなった。酸っぱい汗の臭いがなくなった」という変化を体験している。逆に「スポーツドリンク（＝糖類が多い）を多飲すると、汗の臭いが臭くなる」というのは、運動部関係者の間では広く知られている事実らしい。

つまり、糖質摂取をしないヒトのエクリン腺分泌物は臭気を発しないが、糖質摂取すると汗の組成が変化して酸っぱい臭気を発するようになるようだ。

以上をまとめると次のようになる。

●糖質制限をすると、真夏日でも汗をあまりかかない。また、汗も臭わない。
●6ヶ月未満の乳児は汗をかかないが、離乳食（＝糖質食）が始まると大量に寝汗をかくようになる。
●糖質を摂取すると、酸っぱい臭いの汗を大量にかく。

これらの事実から推理してみた結果が次である。

（A）コリン作動性エクリン腺は、外気温の上昇で分泌物（汗）を出す器官ではない。
（B）エクリン腺の本来の分泌量は多くない。
（C）現代人の大量発汗は、糖質摂取の合併症。
（D）糖質摂取で脂質代謝が狂い、エクリン腺内（?）に異常物質が大量に作られ、それを体外に排泄するために大量の水分排泄が必要になった。そして異常物質を含んだため汗は臭くなった。

では、なぜヒトだけが全身にコリン作動性エクリン腺を持つのだろうか。

私は、これも獣毛喪失と同様、「性交時に汗をかく個体が好まれたから」だと考えている（というか、これしか思い付かない）。要するに、「毛のないスベスベの肌大好き」に「カサカサしてなくて、しっとり湿った肌って気持ちいいよね」が加わったのだ。

ヒトのエクリン腺からの発汗を制御しているのは、視床下部の前方にある発汗中枢であり、視床下部の性中枢（ここが刺激されると性行動が発動される）と隣接している。そのためかどうかはよくわかっていないが、性的エクスタシーに達すると全身にうっすら発汗が起こるのだ（逆に「感じているフリ」をしてもこの発汗は起こらないらしい）。

おそらく、このような機能を持つ肌の持ち主が好まれるようになったのではないだろうか。

つまり、エクリン腺は本来は、性交時以外には役目のない器官だったのだ。しかし、1万年前の農耕開始に伴う糖質摂取が、さまざまな皮膚のトラブル（ニキビ、脂漏性皮膚炎）を引き起こすようになり、エクリン腺もトラブルに巻き込まれてしまったのだろう。

すなわち、性交時の発汗がコリン作動性エクリン腺の正常稼働状態とすれば、それ以外の発汗は全て誤作動なのである。その誤作動が、気温上昇刺激に伴う発汗、精神的緊張に伴う発汗であり、カプサイシン（トウガラシの辛味成分）摂取による発汗も、その一つだろう。

そう考えると、誤作動はコリン作動性エクリン腺（＝全身に分布するエクリン腺）で起きていて、アドレナリン作動性エクリン腺（＝手掌や指尖部のエクリン腺）での誤作動はそれより少ないことがわかる（手掌多汗症の発生率は人口の数％だが、気温上昇による大量発汗はほとんどの人に発生する）。

これはおそらく、アドレナリン作動性エクリン腺と、コリン作動性エクリン腺の安定度の違いかもしれない。

前者は最初期の樹上生活をする肉食哺乳類がすでに持っていたと考えると、運用年数は短く見積もっても7000万年に及ぶが、ヒトのコリン作動性エクリン腺が稼働し始めたのはせいぜい数十万年前程度なのだ。

つまり、前者は「枯れたシステム」、後者は「運用が始まって間もない若いシステム」である。要するに、運用実績の長いシステムは誤作動しにくく、運用実績の短いシステムは誤作動しやすいのだ。

ちなみに、ヒトしか持っていないコリン作動性エクリン腺の元になったのは、おそらく立《りつ》毛筋《もうきん》かそれに関連する何かだろう。皮膚でコリン作動性の器官は、立毛筋とエクリン腺しかないからだ。

VI　植物に操られるヒト

1．依存症と植物

A10神経とドーパミン、依存症については別項で説明したが、依存症を起こす物質について調べていて、面白いことに気が付いた。

糖質、コカイン、ニコチン、アヘン、カフェインは、全て植物由来の物質なのだ。酒（エチルアルコール）ももともとは穀物やブドウの糖質を発酵させて作ったものなので、これも植物由来といえる。

さらに、ヘロインはモルヒネ（アヘンの成分）から作られたものだし、覚醒剤の原料のエフェドリンは麻黄《まおう》という植物から抽出されたものだ。

要するに、依存症を起こす物質のほとんど全ては、植物由来なのだ。

このうち、糖質以外の物質（コカイン、ニコチン、アヘン、カフェイン）は、アルカロイド（窒素原子を含み、塩基性を示す天然由来の有機化合物の総称）と呼ばれる有機物である。アルカロイドは細菌、真菌、植物、両生類が作る生体物質であり、そのほとんどが「動物に毒として作用する物質」である。

なぜ、植物は毒を持っているのか。

それは、昆虫という捕食者が出現したため、その攻撃から身を守る必要が生じたからだ。

2．仁義なき戦い

最初に地上に植物が進出したのは、オルドビス紀（4億8800万年前〜4億4400万年前）の後半で、今から4億5000万年前と考えられている。水辺に打ち上げられた藻類《そうるい》（現在のシャジクモに近い種類と考えられている）が、乾燥に耐えられるように体の構造を変え、大気中という未知の環境に適応して現在のコケの先祖になったらしい。

植物は生きるためには光合成をしなければいけない。幸い、地表には太陽光と二酸化炭素は豊富にあったが、困ったのは水だった。上陸当初は水辺から離れなかったので水は確保できたが、水辺から離れるに従って水の確保が困難になった。

そこで植物は、土の中に根を伸ばして地中に含まれる水分を吸収する、という方式を編み出した。これで水問題は解決したが、根を地中に伸ばしたため、「動けない生物」になってしまった。

当初は動けなくても問題はなかった。まわりは全て「動かない生物」だったからだ。しかし、「動く生物」が上陸し始めると、大問題が起きた。

植物の上陸の数千万年後、節足動物が上陸し、その一部が昆虫に進化したが（最も古いゴキブリの化石は3億4000万年前のものとされる）、節足動物の一部が植物の葉を食べ始めたのだ。これは植物にとって青天《せいてん》の霹靂《へきれき》だったと思われる。

植物にとって葉は、光合成を行なう大切なエネルギー産生器官であり、昆虫などに食べてもらうために葉をつけているわけではないのだ。植物は自身の生命を守るためには、葉を死守するしかない。

そこで植物は、葉の表面を硬くしたり、昆虫に毒となる有害物質を葉に貯め込んだり（これが植物性アルカロイドだ)、昆虫が忌避《きひ》する揮発性《きはっせい》物質を放出して昆虫が近付かないようにした(これが衣装ケースの樟脳《しょうのう》や蚊取り線香の成分である)。

その後も、植物側は、葉の表面を蝋《ろう》成分に富んだクチクラという丈夫な物質で覆《おお》うなどして防御力を高め、他方で昆虫側は、咀嚼《そしゃく》能力を高めて対抗していった。

だが2億2000万年前に、草食恐竜が出現してしまった。昆虫とは桁外れに大きな咀嚼力を持つ新型捕食者を前にして、植物側は「葉を硬くして食べられない」という防御を放棄するしかなく、今度は植物は「高木化」することで高い位置に葉をつけて恐竜に食べられないようにした。

それに対し、恐竜側は体をさらに大型化させることで対抗した。まさに、植物と動物の仁義なき軍拡競争だ。

2億年間、植物は動物側にいわば一方的に搾取《さくしゅ》されるだけだったが、1億2000万年前頃に被子植物、すなわち花を咲かせる種類が誕生してから状況が変わっていく。

ハナムグリなどの甲虫《こうちゅう》の成虫は、被子植物の花粉を食料にしたが、その際、体に花粉を付けて他の花に飛んでいき、受粉を助けてくれたのだ。それ以前の時代の被子植物は、花粉を風に乗せて飛ばすだけのいわば運頼み方式だったが、甲虫が媒介する新方式は、受粉の成功率を飛躍的に高めることになった。

そして被子植物は、「甘い花蜜を昆虫に提供し、花粉を運んでもらう」という、より効果的な方法を編み出していく。これにより、花蜜を求めてハチや鱗翅目《りんしもく》（チョウとガ）、さらにはハチドリなどの鳥類までが受粉に協力してくれるようになり、被子植物は、それまで主流派だった裸子植物を圧倒して生息域を広げていった。

この、被子植物の隆盛という新時代の潮流に乗れなかったのが、大型草食恐竜だった。彼らは裸子植物をターゲットに進化を遂げたからだ。裸子植物の分布域が狭まるにつれ、大型草食恐竜は次第に姿を消していった。

3．最も手軽な依存性物質

植物由来の依存性物質は、1万年間にわたりヒトの脳を虜にしてきたが、最も早い時期に依存症を発症させたのは、1万年前から始まる加熱デンプンであり、紀元前3000年に古代エジプトで発明されたエチルアルコール（ビール）がそれに続いた。

ちなみに、「クフ王のピラミッドは10万人の奴隷を20年間働かせて作った」と書き記したのはヘロドトス（古代ギリシャの歴史家：紀元前485年頃〜420年頃）で、これが広く流布しているが、どうやらこれは「見てきたような嘘」だったらしく、実際に働いていたのは奴隷ではなく、一般庶民だったことがわかっている。

当時の庶民は、ビールを飲めることはせいぜい10日に一度くらいしかなかったが、ピラミッド作りの労働報酬はビールだったため、ビール飲みたさに毎日進んでピラミッド作りに参加したらしい。「仕事帰りの一杯飲みたさに仕事を頑張る」のは、今も昔も変わらぬ呑兵衛《のんべ》《え》の習性なのである。

アルコールの次に発見された依存性物質はお茶（最も古い文献は紀元3世紀）であり、タバコの栽培が始まるのは16世紀、コカの葉からコカインが抽出されたのは1859年、麻黄からエフェドリンが抽出されたのは1885年である。つまり、糖質やエチルアルコールに比べるとかなり後だ。

なぜ、加熱デンプンとエチルアルコールだけが、早期から依存症患者を生み出せたのだろうか。それは、この2つは摂取が格段に容易だったからだ。

たとえば、穀物やイモ類から糖質を摂取するまでの手順は、

①採取
②加熱
③食べる

と3工程しかなく、特別な道具も要らない。
同様にビール作りも簡単だ。たとえば、古代エジプトのビール製法は、

①オオムギを採取
②水に入れて発芽させる
③焼いてパンにする
④パンを砕いてお湯に入れ、自然発酵させる
⑤飲む

と、これまた少ない工程でビールができる。だからこそ、古代エジプトでは労働の対価として、ビールを多数の労働者に与えることができたのだ。

だが、他の依存性物質は、「採取→摂取」までの手間のかかり方がまるで違う。
たとえばコーヒーの場合は、最も単純化しても、

①採取
②果肉の除去
③乾燥
④焙煎《ばいせん》
⑤粉砕
⑥抽出
⑦飲む

となり、これでようやくコーヒーが飲めるようになる。かなりの手間であり、専用の器具がいくつも必要だ。

同様に、コカノキの葉からコカイン摂取までの手順は、

①採取
②乾燥
③粉砕
④油で成分抽出
⑤油を除去
⑥鼻から吸い込む　or　静脈注射

と、これまたかなり複雑な工程が必要であり、近代化学の技術が不可欠だ（これはアヘンでも同様だ）。

コカインやアヘンで［採取］以後の工程が多いのには、理由が2つある。

1つは、ターゲットとなるアルカロイド（コカインやカフェイン）の濃度が極めて低いために、精製・濃縮作業が必要となること。2つ目は、これらのアルカロイドは消化管内で分解されてしまうため、粘膜（鼻粘膜、気道粘膜、直腸粘膜、膣粘膜）投与するか血管内に直接注入するしか摂取方法がないためだ。

これらに比べると、穀物やイモ類からの糖質摂取やエチルアルコール摂取がいかに簡単かがわかる。穀物やイモ類は、自然の状態ですでに高濃度のデンプンを含んでいるため、精製・濃縮が不要で、発酵させてエチルアルコールにするのも簡単なのだ（実際、熟した果実が自然にアルコール発酵することがある）。

4．有能で勤勉で従順な奴隷――ヒトの大繁栄の「不都合な真実」

植物と動物の「敵対しつつも協力する」という関係は、脳の報酬系と最高度に発達した前頭連合野を持つヒトが、穀物と出会ったことで、新たなステージに突入する。

ヒトは依存性物質を含む植物（コムギ、コメ、トウモロコシ、サトウキビ、甜菜《てんさい》、タバコ、茶の木、コカ、ケシなど）を自ら進んで積極的に栽培するようになったのだ。これらの植物は、報酬系に作用して快感をもたらすと同時に、「富をもたらす植物」となったからだ。そしてヒトの前頭連合野は、「快感と富を得る」ことを目的に定め、それに最適な行動プログラムを割り出した。

そのプログラムに従い、畑を開墾してはこれらの「依存性物質を含む植物」を作付けするようになり、その結果、自然界ではありえない規模の単一植物の巨大群落が出現した。あたり一面の水田や広大なムギ畑、見渡す限りの茶畑はこのようにして生まれたのだ。

これらの植物は現在、ヒトの手で大切に守られて大繁栄を謳歌している。その一方で、ヒトは食料と富を手にすることになった。

これらの植物が作る依存性物質は、本来は植物の非常用エネルギー貯蔵庫であり、昆虫を撃退するための毒だった。植物側とすれば、非加熱デンプン（＝動物は消化も吸収もできない）やアルカロイドは、動物は食べないはずの物質だった。

実際、先史時代のヒトの食物は、動物性タンパク質がメインで、植物性食料の割合は少なく、せいぜい果実や柔らかい若い芽程度だったと考えられる。それ以外の木の葉や草は硬くて苦いものが多く、食べにくいからだ。周囲に昆虫などの食べやすい動物性タンパク質が豊富に見つかるのに、何もわざわざ食べにくくて苦いものを選ぶ者はいない。

そういう状況が変わったのは、最終氷期の終了で植生が変わり、大きな堅い実をつける広葉樹林が出現してからだ。そこでヒトは初めて、堅果類《けんかるい》の実（ピスタチオやアーモンドなど。生で食べられて味も良かった）を食料とし、その後の食料不足からコムギの実を加熱して食べるようになった。

これ以降、植物は「重要な食物」となり、ヒトは「食べられる植物」探しに奔走することになる。定住による人口増加と都市への人口集中は、大量の食料を必要としたからだ。

やがて、中国大陸に定住したヒトが、「噛んでいるとクセになる葉」を見つける。それがカフェインを含むチャノキの葉であった。脳にダイレクトに届いたカフェインは、A10神経にキャッチされ、放出されたドーパミンは報酬系を刺激した。

未知の体験であるカフェインの覚醒作用と報酬系刺激は、ヒトを魅了し、ヒトは「もっと簡単に摂取する方法」を模索するようになる。工夫と努力は前頭連合野が最も得意とする分野だったからだ。

そこで「抽出」という技術が確立し、茶のカフェインは飲んで摂取できるものになった。おそらくこのことで茶の人気が上がり、それと同時に値段も釣り上がっただろう。

こうなると、神仙思想や不老不死、万能薬などのキャッチコピーとセットで茶を売る知恵者が出現するのは、時間の問題だ。

つまり、「噛んでいるとクセになる葉」は商品になり、クセになる度合いが強ければ強いほど、高値で売れることになる（強い習慣性を持つから）。そこで、「クセになる葉」探しが行なわれ、やがてコーヒーが発見され、その延長線上にコカやケシがある。

かくして、地表の耕作地には、依存性物質を含む植物が大量に栽培されることになった。

もちろん、これらの作物は、穀物・イモ類を含めて「栄養はなく体に悪い」という点で共通している。これらの植物は単に、報酬系がもたらす一時的快楽のために栽培されているのだ。

この観点からすると、ヒトが栽培している植物で「摂取して身体にいいもの」は、じつはわずかで（マメ類、葉物野菜、堅果類、キノコ類、海藻類くらいだろうか）、それ以外の圧倒的多数の栽培植物は「摂取すると健康を損なうもの」なのである。

これを植物側から見ると、「子孫を残すためにヒトをまんまと騙《だま》して操った」となるだろう。何しろヒトは、新たに畑を作っては種（子孫）をまき、水と肥料を与えてくれ、ライバルの植物を雑草と呼んで除去してくれるのだ。しかも、そういうきつい仕事を何ヶ月も休まずに続けてくれるのである。

植物から見れば、ヒトは有能で勤勉で従順で反抗心のない理想的奴隷である。おまけに、何ヶ月にも及ぶたゆまぬ労働奉仕の報酬としてヒトが受け取るのは、栄養価がなくて健康を害する依存性物質（端的にいえば毒物）なのだ。

もちろん、ヒトの中には依存性物質で富を築いた者もいたし、その富は経済を活性化させる原動力にもなり、科学技術の発展を陰で支えてきたのも事実だ。だが、植物側が享受しているメリットと、ヒト側のメリット・デメリットを秤にかけると、どう考えてもヒトは一方的に搾取されるばかりで、ウィンウィンの関係でもなければギブアンドテイクの関係でもないことは明らかだ。

とはいっても、ヒトもまた70億を超えるまでに繁栄していて、「増えた者勝ち」という生物界の判定基準からすれば、ヒトは間違いなく勝者であり成功者だ。だが、七十数億人のうち、10億2000万人は慢性的栄養不良であり、8億人弱は飢餓に直面し、8億8400万人は安全な水を飲めず、25億人は公衆衛生のインフラの整っていない環境で暮らしている。そして、児童労働者は2億1800万人だ（2015年の国連報告より）。

これらの人々の日々の生活を支えている食物の大部分は穀物であり、穀物の供給が途絶えれば、栄養不足者は飢餓状態に陥り、飢餓状態にある者は死に直面することになる。

つまり、最貧困層・貧困層の命は、日々の穀物供給量で左右されるのだ。これが、「ヒト70億の大繁栄」の不都合な真実だ。

要するに私たちは、「穀物は栄養に乏しい依存性食物」とわかった後でも、穀物と一緒に生きるしかないという袋小路に入り込んでしまったのだ。

この袋小路の入り口に誘ったのは、植物（穀物）だ。そして、加熱デンプンがA10神経を介してもたらした快感を前に、前頭連合野は「快感を持続的に得るためには何をすべきか」を割り出し、そのために必要な行動を決定し、目標達成まで「努力せよ、忍耐せよ」と命じたのだ。

しかし、快感を基準に決めた目的の行き着く先がどこなのかは、さすがの前頭連合野も予測できなかった。

１４０億個のニューロンと１５０兆個のシナプスからなるヒトの脳は、宇宙誕生の謎に迫り、素粒子の構造を解き明かそうとしている。脳の思考能力を凌駕《りようが》するコンピュータを作ろうとし、生命誕生の瞬間に肉薄しようとしている。

そんな無限とも思える能力を持つ脳が、脳を持たない植物の仕掛けたトリックにまんまと騙され、１万年間も操られ、現在もまだ、いいようにあしらわれているのだ。

Ⅶ　穀物摂取によるヒトの体の変化

1．低身長化

農耕開始前と開始後で、ヒトの身体状況はどう変わったのだろうか。

一言でいえば、低身長化と短命化、そして不健康化である。

身長の変化だが、狩猟採集社会から農耕社会に移行した全ての地域で、低身長化が徐々に進行したことが、世界各地の遺跡の研究からわかっている。

たとえば、ギリシアとトルコで発掘された1万年前のヒトの平均身長は180㎝で、現代ギリシア人・トルコ人の平均身長より大きいし、ヨーロッパ各地の博物館に展示されている中世の騎士の鎧《よろい》は、現代ヨーロッパ人には小さ過ぎてミニチュアサイズである（『性の進化論』クリストファー・ライアン、カシルダ・ジェタ、作品社）。

また、日本人成年男性の身長の推移を見ると、縄文時代は１６０㎝、古墳時代では１６３㎝だが（これは渡来人の流入による高身長化と考えられている）、鎌倉時代から身長は低くなり、江戸時代末から明治初期にかけては１５５㎝と、現代の中学1年生程度となる。ちなみに、日本人男性の平均身長が弥生時代に追い付くのは、じつに昭和30年代になってからである。

低身長化の原因は、農耕開始とともに食料に占める穀物（＝デンプンは多いがタンパク質と脂質に乏しい低栄養食物）の割合が漸増《ぜんぞう》し、逆に動物性タンパク質摂取量が漸減していったためだ。

狩猟採集・遊動生活から、農耕・定住生活への移行に伴い、ヒトの生活は大きく変化していく。それまでの「一日に2～3時間歩いて移動しながら昆虫・小動物などを捕まえては食べ、あとは暇を持て余すだけ」という生活から、「一日中農作業をする」生活に変わったのだ。つまり、労働という概念のない生活から、労働しなければ食っていけない生活になったのだ。

何しろ、作物を育てるのには手間がかかる。水やり、水路の保守点検、雑草取り、害虫駆除と、仕事は山ほどある。しかも、手を抜けば収穫は減ってしまう。これでは、働き続けるしかない。

それでも、まだ農耕開始初期は栄養は豊富だった。人口密度が高くなかったため、周囲で動物が容易に捕まえられたからだ。

しかし、定住化が進むにつれて人口が増え、農耕に適した土地に人々が集まって暮らすようになると、狩猟採集で集められる動物は減少し、結果的に穀物への依存度を上げることで食物の量を補うしかなくなったのだ。

ヨーロッパでは、カロリー摂取量に占める穀物の割合は、8世紀では3分の1程度だったが、11世紀には4分の3にまで高まり、近世では、全域でカロリー摂取量の80%を穀物などのデンプンが占めていた（ちなみに、貧農より富農の方が多くの穀物を摂取していた）。

日本では、縄文時代末期に稲作が伝来したと考えられているが、直ちに日本中に稲作が広まったわけでなく（本州全体で稲作が行なわれるようになったのは戦国時代末期）、古墳時代以降も獣肉や魚介類をよく食べていた。

しかし、鎌倉時代前後から殺生を禁じる仏教思想が広まったことで、動物性タンパク質摂取量は目立って減少し、同時に身長も低くなっていく。

明治維新後も、「獣肉食は穢《けが》れ」という意識はなかなか払拭《ふっしょく》できず、動物の肉の消費量が魚肉消費量を上回るのは、じつに高度成長期の1960年代に入ってからである。

このように、洋の東西を問わず、農耕開始から中世、近世、近代の食の歴史は、穀物依存度上昇の歴史でもあった。その結果、世界各地で低身長化が同時進行したのだ。

もちろん、低身長化は誰にも気付かれずにゆっくりと密《ひそ》やかに進行した。数百年、数千年という、ヒトの一生よりはるかに長いタイムスパンで起きた変化だったからだ。数千年前の御先祖様の平均身長を知る術がなければ、自分たちが昔より背が低くなったことなど知りようがないのだ。

2．離乳期の死亡増加

農耕（穀物）がもたらしたのは、低身長化だけではない。各地の遺跡調査からは、農耕開始とともに、離乳期の乳児死亡率が上昇したことが確認されている。

原因は、離乳食として与えられた穀物粥だと考えられている。それまでデンプンを摂取したことがない乳児にデンプンしか含まない粥を食べさせると、消化不良から下痢を起こすからだ。そして、下痢が続けば低タンパク血症となり、これが命取りとなったと考えられている。

同様の「離乳期の下痢多発」は、現在のアフリカ各地でも報告されていて、主犯は離乳食として与えられるトウモロコシ粥と目されている。

一方、狩猟採集・遊動生活の時代は「子どもを連れての移動と育児」そのものが大変だったため、乳児期死亡率は高かったが、離乳期に集中して死亡率が上昇したという証拠は見つかっていない。従って、離乳開始と同時の死亡多発は、農耕社会特有の現象とわかる。

ちなみに現代の狩猟採集民は、4歳頃まで母乳のみで育てたり（クンサン族）、母親が子どもに咀嚼《そしゃく》した肉を口移しで与えたり（イヌイット）することで、離乳期を乗り切っている。

3．飢餓の常態化

狩猟採集・遊動生活では、基本的に飢餓とは無縁だった。人口密度が極めて低く、草原には食料（昆虫や小動物）が満ち溢れていたからだ。もしも食料が見つからなくても、ちょっと歩けば問題は解決する。何しろ昆虫は、汎神の如くあまねく地上に遍在するからだ。このような状況では、広範囲に及ぶ急激な気候変動・天変地異でも起こらない限り、飢餓になりようがないのである。

しかし、農耕・穀物への依存度が上がるとともに、ヒトは飢餓と隣り合わせの不安定な生活を余儀なくされるようになった。穀物の収量は、ヒトの努力ではコントロールできない不確定要素（例：降雨量や気温、日照時間）に大きく左右されるからだ。

その典型がメソポタミア文明だ。地中海東岸は人類史初の定住地だったが、定住による人口増加が自然の生産量（昆虫や小動物の個体数）を上回ってしまい、窮余《きゅうよ》の策として穀物栽培を開始した。これがメソポタミア文明の萌芽《ほうが》となる（メソポタミアに原種コムギが自生していなければ、メソポタミア文明はそもそも誕生しなかっただろう）。

当初はこれで食料問題は解決し、コムギ栽培により食料は増え、コムギ栽培に適した場所にヒトが集まるようになって自然に都市が形成され、華麗な文明が花開くことになった。しかし、増える一方の都市人口を支える食料は、コムギと貿易で得られる食料しかなく、人口が増えるたびに穀物依存度が高まっていき、メソポタミア文明は穀物と一蓮托生《いちれんたくしょう》の関係となった。

チグリス・ユーフラテス川の河畔で誕生したメソポタミア文明は、高度な都市文明・鉄器文明・文字文明を築いたが、地中海の偏西風が弱まったことで水源地であるアナトリア高原に雨が降らなくなり、この地域は凶作が続くようになった。同時に、レバノン杉の過剰伐採による森林資源の枯渇もあり、メソポタミア文明は崩壊した。

つまり、高度な都市文明を維持できるかどうかの命運は、水源地での降雨量が握っていたのである。言い換えれば、メソポタミア文明は誕生時から、降雨量に首根っこを掴まれた文明であり、その内情は「降雨不足による飢餓」と隣り合わせだったのだ。

次に誕生したエジプト文明は、メソポタミア文明より長命だった。ナイル川の水源地であるエチオピア高原は、モンスーン気候帯（＝季節により卓越風の向きが変化する地域）にあったため、決まった時期に決まった量の降雨が約束されていたからである。実際、当時のサハラは強力なモンスーンにより、年間４００ml の降雨量があったことがわかっている（ちなみに、現在の地球の平均降雨量は８８０ml である）。

しかしその後、熱帯収束帯（＝大気循環の中で赤道付近に形成される低気圧地帯）がわずかに南に移動したために、エチオピア高原はモンスーン降雨域から外れ、エジプト文明も降雨不足から瓦解した。

現在でも中東は、最も政情が不安定な地域の一つだが、この地には「普通に雨が降っていれば中東は平穏。雨が少なくなると必ず紛争が起こる」という言葉があるそうだ。

この地域の河川は水源地の降雨量が年ごとに大きく変動して不安定で（＝モンスーン気候帯でないから）、流路も短いものが多い。そのため、農作物の収量は降雨量に左右され、降雨量減少はたちまち食料不足に直結する。

それでも、莫大なオイルマネーのある国であれば食料を輸入できるが、そうでない国では政情不安となり、内戦に発展してしまう。

これは何も中東に限ったことではなく、世界のどの地域であろうと、水の供給が止まれば農業が崩壊することに変わりはない。現在の「世界の穀倉地帯」は豊富な地下水で支えられて安泰なように見えるが、地下水は無限な資源ではなく有限な資源であり、枯渇の時は刻一刻と近付いていることだけは、各種データが示している。

メソポタミア文明は、偏西風の変化を克服できずに崩壊・滅亡したが、現代人がメソポタミア人より聡明に振る舞える保証は、今のところ得られていない。

4．短命化

先史時代の遺跡などから発掘されたヒトの化石の死亡年齢は、下顎《かがく》第３大臼歯（いわゆる、親知らず）で推定するのが一般的だ。歯は硬いため残りやすく、しかも、親知らずは30〜35歳くらいまで変化するため、35歳以下であればかなり正確に死亡時年齢を推定できるためだ。

だが、この方法には欠点が１つだけある。親知らずの変化は35歳で止まってしまうため、その歯の持ち主が35歳で死んだのか75歳で死んだのか１００歳で死んだのかがわからないのである。

実際の遺跡調査では、死亡時年齢が35歳以上（すなわち、親知らずの成長が停止している）のことが多く、先史時代のヒトは決して早死にしていたわけではないことがわかっている（つまり、「原始人の寿命は35歳」というのは明らかな間違いである）。

また、近代〜現代の狩猟採集民の研究では、乳幼児期死亡率が高いため平均寿命は長くないが、乳幼児期を生き延びれば60〜70代まで生きる人が少なくないという。

常識的に考えても、先史時代のヒトは、動物性タンパク質に富んだ食事で栄養状態は良く、飢餓とは無縁で、伝染病に罹患《りかん》することはなかったため、農耕開始以後（＝動物性タンパク質摂取不足、飢餓、伝染病蔓延が常態化した）よりも死亡時年齢が早まる要素は皆無である。しかし、これらは状況証拠であり、死亡時年齢を推定する方法が「親知らず」しかない現状では、明確な数字を挙げて論じることができず、ちょっと歯がゆい状況となっている。

伝染病に関しては、現代の先住民族の研究から、ウイルスや細菌による感染症に罹患することがほとんどないことが報告されていて、これは先史時代のヒトでも同様だったと考えられている。また、先史時代は人口密度が低く、他の集団と接触する機会がそもそもないため、ある集団に感染症が発生しても、それが他の集団、あるいはヒト全体に感染拡大することは原理的にありえず、伝染病がヒトに定着することもなかった。

しかし、農耕開始と同時に野生動物の家畜化が始まると、これらの動物は多数の人畜共通感染症をヒトに持ち込んだ（例：インフルエンザ、ペスト、ブルセラ症、ライム病、Q熱、西ナイル熱、オウム病、狂犬病、トキソプラズマ症など）。そして、定住化による人口増加で他の集団と接触する機会が増え、さらに農耕が始まってより大集団で暮らすようになると、細菌感染症、ウイルス感染症の集団感染が珍しくなくなる。

そしてさらに時代が下ると、中世のペストや近世の梅毒のように、壊滅的な被害をもたらす伝染病も登場する。

また、現代社会に蔓延している生活習慣病（肥満、糖尿病、脂質異常症、高血圧、高尿酸血症など）のほとんど全ては、長期間の糖質摂取が原因の慢性病であり、糖質摂取ゼロの先史時代のヒトとは無縁のものだった。

5. 食材の多様性の喪失——なぜ大飢饉が起きたのか

先史時代のヒトは、多種多様な動植物を食べていたことが遺跡調査からわかっている。これは現代の狩猟採集民でも同様で、アチェ族（スマトラ島北部の先住民）は、70種以上の哺乳類、20種類以上の爬虫類と両生類、150種以上の鳥類、数えきれないほどの植物を食料にしている。

現在の私たちが、数種類の哺乳類（ウシ、ブタ、ヒツジなど）、1種類の鳥類（ニワトリ）、数十種類程度の植物しか食べていないことから考えると、驚異的な食材の豊富さである。

これほど多種多様なものを食べているなら、「食べるものがない」という飢餓状況とは無縁なのは当然といえる。つまり、食材の豊富さとはセーフティネットなのだ。

逆に、本格的な農耕社会では、飢餓が常態化していく。それは、食材の豊富さというセーフティネットを自ら縮小させていったからだ。その原因は次のようなものだろう。

●農作業に時間が取られて、狩猟採集の時間が少なくなった。
●農耕が主になり、狩猟採集の技術・知識・記憶が次第に失われた。
●経済効率から、単一作物を大量に栽培するようになった。
●宗教が「食べていけないもの」を定めた（例：仏教の肉食忌避）。

これらのことが確実に食材の多様性を奪い、セーフティネットは時代とともに縮小の一途をたどり、飢餓が起こりやすい条件が揃っていき、やがて飢餓は常態化したのだ。

その例が、江戸時代に何度も起きた大飢饉《だいききん》だが、その実態を知ると、これは天災であると同時に人災の側面があったことが浮かび上がってくる。それは飢饉の時に人々が食べたものを見ればわかる。

一般に、単一作物への依存度が高くなるほど、不作で飢饉が起こる危険性が高くなる。コメへの依存度が極めて高かった江戸時代は、まさにそれだった。

もちろん為政者《いせいしゃ》は、何度も起こる不作と飢饉に手をこまねいていたわけはなく、きちんと対策を取っていた。それが「救荒食物《きゅうこう》」の制定と作付けだ。

ある資料によると、救荒食物の例として「粟《あわ》・稗《ひえ》・麦・蕎麦・黍《きび》などの雑穀、大根の葉・根菜類・海藻類、栃《とち》・椎《しい》・楢《なら》などの実、蘇鉄《そてつ》の実」がリストアップされている。

このリストを見て、何か気が付かないだろうか。植物ばかりで動物は皆無なのである。要するに、「コメがなければ別の植物をお食べ」である。

同様に、天明の大飢饉についての資料によると、「飢饉の初期ではダイコンなどで増量したカテ飯を食べ、穀物が底を尽くとフスマや糠《ぬか》、木の実や山菜などを食べ、それらも尽きた時は、松の樹皮やウルシの実まで食べた」とある。動物を食べた記録は少なく、「飢饉の中期ではタニシ、イナゴを、末期になると牛、馬、犬、ヘビ、カエルなどを食べた」との記録がわずかにある程度で、よほど追い詰められない限り、動物を食料としなかった様子が浮かび上がる。

飢饉で食べるものがなくなった時に彼らは山に入ったが、タンパク質が豊富で簡単に食べられる昆虫や小動物には目もくれず、為政者がリストアップしてくれた「救荒食物」だけを探したのだ。彼らはいわば、食物だらけの宝の山に入りながら、栄養たっぷりの食物は無視して、「食べられないもの、食べても栄養のないもの」だけを選択的に持ち帰ったのである。これでは、いくら食べても飢餓状態から抜け出せるわけがない。

天明の大飢饉の直接の原因は、天明3年3月12日の岩木山の噴火と、同年7月6日の浅間山の噴火だったが、不作で飢えに苦しむ人々をさらなる窮地に追いやったのは、「救荒食物」リストだったと思われる。

なぜ、救荒食物は植物だけなのか。当時の日本人にとって、食べ物とは「植物」だったからだ。海沿いの村なら魚も食材だが、それ以外の土地の庶民の食卓に並ぶのは、「コメ、雑穀、野菜」だけで、動物はほぼ皆無だった（数少ない例外は、イナゴ・カイコ・カワゲラの幼虫・ハチの幼虫を重要なタンパク源とした長野の伊那地方だろう）。

その結果、「食べ物＝植物」という共通概念が生まれ、「救荒食物＝救荒植物」となり、救荒食物から動物を外したのだ。

ヒトは親と同じものを食べることで「食べられるもの／食べるべきもの」のリストを学んでいく。先史時代のヒトは親から膨大な数の「食べられるもの／食べるべきもの」リストを受け継ぎ、江戸時代のヒトは親からわずかな数の「食べられるもの／食べるべきもの」リストを引き継いだのだ。

おそらく私たちは、「食べられるもの／食べるべきもの」は自分で判断していない。社会通念、伝統、習慣、食文化という社会の規範に従って「判断しているつもり」になっているだけなのだ。だから、天明の大飢饉で命が危なくなっても、動物を食べるという発想は最後まで浮かばなかったのだ。

遠い（?）将来、穀物生産が停止し、輸入量も減少した時、あなたは山に入って松の樹皮を剥《は》がして食べる方だろうか、それとも、捕虫網を持ってバッタとセミとイモムシを捕まえる方だろうか?

もちろん私はバッタを捕まえるが、他人が松の樹皮を剥がすのには反対しない。それも一つの選択だから……。

6．歯牙の喪失

歯周病と齲歯の発生は、一般に次のように説明されている。

①口腔内常在菌のミュータンス菌（Streptococcus mutans）はショ糖を基質として、

グルコシルトランスフェラーゼという酵素の作用でグルカン（ブドウ糖が結合した重合体）を生成。グルカンが歯牙表面に結合して歯垢《しこう》となる。

②ミュータンス菌はショ糖や麦芽糖を分解して乳酸を産生するため、口腔内は酸性になり、エナメル質の脱灰《だっかい》（分解）が起こる。

これらのことから明らかなように、齲歯や歯周病の原因はショ糖と加熱デンプンである（加熱デンプンは唾液中のアミラーゼの作用で麦芽糖に分解されるから）。ちなみに、タンパク質と脂質では、ミュータンス菌は歯垢を作ることも乳酸を発生させることもできないため、タンパク質と脂質は歯周病や齲歯の原因にはならないようだ。

実際、先史時代の歯牙の化石には齲歯の痕跡はほとんどなく、同様に、穀物摂取をしていない各地の先住民にも齲歯がほとんどないことが報告されている。

一方で、狩猟採集生活から農耕生活に移行すると同時に齲歯が増え、先住民の生活に砂糖と穀物が持ち込まれると歯周病と齲歯が増加する。

哺乳類の歯牙は、乳歯から永久歯に一度だけ生え替わり、永久歯が抜けたらもうスペアはない（数少ない例外がオットセイとげっ歯類で、オットセイは胎児期に乳歯から永久歯に生え替わり、げっ歯類の中切歯《ちゅうせっし》は爪や髪のように生涯にわたって伸び続ける)。これは人間も例外ではなく、6~8歳以降は死ぬまで永久歯を使い続けるしかない。

これは一見、生存に不利なシステムのようだが、先史時代のヒトには齲歯はほとんどなかったことから考えると、不慮の事故で歯牙を損傷でもしない限り、歯が一度しか生え替わらないことは特に問題にならなかったと考えられる。だからこそ、大多数の哺乳類は、「一度だけ歯が生え替わる」システムを変更することなく使っているのだろう。

逆にいえば、一度しか歯が生え替わらない哺乳類にとって、「歯牙脱落原因物質」である糖質(ショ糖、麦芽糖、ブドウ糖、加熱デンプン)は、絶対に口にしてはいけない物質なのである。このことからも、糖質はヒト本来の食物ではないことは明らかだ。

そんな事情は露知らず、ヒトは穀物を食べ始めたのだ。ほどなく齲歯の痛みに悩まされ、歯牙が抜け落ちるという前代未聞の困難に直面することになったはずだ。歯科医院も入れ歯もない時代では、これは生死を分ける問題である。通常の食べ物は、咀嚼して小さくしなければ飲み込めず、咀嚼せずに無理に飲み込めば、窒息死が待っている。

しかし、歯牙を喪失しても、ヒトは生き延びられた。穀物(加熱デンプン)があったからだ。穀物は加熱すると柔らかくなり、歯で噛まなくても飲み込めたのだ。彼らは、歯がなくても食べられる穀物に感謝しつつ、穀物を食べたことだろう。

だがその後、わずかに残っていた歯牙も抜け落ちることになる。「歯が抜けても食べられるもの」が、じつは歯牙脱落の真犯人だったからだ。

それから1万年が経過した21世紀においても、ヒトは糖質を必須栄養素として食べ続け、歯周病と齲歯に悩まされ、抜け落ちた歯牙を入れ歯やインプラントで補い、それでもなお、糖質を摂取している。この点に関しては、21世紀の糖質摂取者は、1万年前の穀物摂取者から全く進歩していないようだ。

なお、現代医学ではミュータンス菌は「虫歯菌」と忌み嫌われているが、彼ら（ミュータンス菌）が齲歯と歯周病を発症させるのは、あくまで「糖質を摂取」している場合のみであり、糖質を摂取しなければミュータンス菌は歯周病も齲歯も発症させることはない。つまり、ヒトが穀物を食べ始める以前の世界では、ミュータンス菌は無害な口腔内常在菌の一つだった可能性が高い。

ちなみに、知人の歯科医は、「糖質制限が普及すれば歯周病と齲歯はこの世から消え、歯科医のほとんどは失業する」と断言している。歯科医が必要とされない未来を予言する歯科医は、最も信頼できる歯科医である。

7．不二子ちゃん降臨

これまで、穀物がヒトにもたらしたさまざまな災厄について取り上げたが、どんなものでも1つくらいはいいところがあるものだ。じつは穀物の糖質は、女性の体型を魅力的なものに変えてくれたのだ。この点に関しては、男性は穀物にいくら感謝をしてもしきれないと思う。

一般的に、セクシーで魅惑的な女性の体型は、「ボン・キュッ・ボンのメリハリボディ（『ルパン三世』の不二子ちゃんボディ、ともいう）」、すなわち「豊かなバスト、くびれたウエスト、豊かなヒップ」であるが、このメリハリボディを作るのは、女性ホルモンのエストロゲンである。さらに、思春期のエストロゲン値が女性の骨格と皮膚の性状を決定し、エストロゲン値が高いと、いわゆる「女らしくて可愛い顔立ち」になる、という研究もある。

じつは、この「メリハリボディの可愛い顔立ちの女性」は、農耕が始まり穀物を摂取するようになってから登場したもので、それ以前の時代には存在しなかったと思われる。

顔立ちに関していえば、先史時代のヒトの顔の復元図を見ると一目瞭然で、オスもメスも似たようなゴツい顔立ちで見分けがつかず、外見上の雌雄の性差はほとんどない。メスは逞しい顔であるが、残念ながら可愛い顔ではない。

同様に、チンパンジーやボノボのメスは、乳房は小さく垂れていて（つまり、膨らんでいない）、臀部《でんぶ》は小さく、ウエストのくびれもない。これは初期のヒトでも同様だったと思われる。

ヒトの女性は、このような体型から出発して「ボン・キュッ・ボン」化したわけだが、不二子ちゃんボディに導いたのが糖質摂取である。

すでに説明したように、〔糖質摂取〕→〔血糖上昇〕→〔インスリン分泌〕→〔ブドウ糖は中性脂肪に変化〕→〔脂肪蓄積〕という経過をたどって糖質は肥満の原因となるが、じつは脂肪細胞は、それ自身が女性ホルモンのエストロゲンを分泌するのだ（脂肪細胞の中でアンドロステンジオンという男性ホルモンがエストロゲンに変換されるため）。

エストロゲンは本来、卵巣の顆粒膜《かりゅうまく》細胞や胎盤、副腎皮質などで分泌されるホルモンだが、胎盤は妊娠期のみに存在する器官であるため、常に存在する主なエストロゲン産生組織としては、卵巣と副腎皮質がメインとなる。チンパンジーやボノボの乳房の形状から考えると、これらからのエストロゲン分泌は、乳汁分泌に必要な最小限の乳腺組織を作るだけで、乳房がそれ以上のサイズになることはないのだ。チンパンジーやボノボのメスの乳房が「小さくて膨らんでいない」のはこのためだろう。

しかし、ヒトが穀物を栽培して加熱したデンプンを食べ始めると、皮下脂肪が蓄積し始め、それは新たなエストロゲン産生臓器となり、性周期とは無関係にエストロゲンを常時分泌するようになる。その結果、乳腺組織は増殖を続け、乳房は肥大し始めたのだ。それまでは、性周期や妊娠によってわずかに肥大する程度だった乳房は、次第に半球状の形を常に保つようになった。

同時に、エストロゲンへの感受性には部位による差違があり、特に乳房、臀部、大腿、腰部は脂肪蓄積を促進する作用が強い。つまり、女性の乳房は、乳腺自体の肥大と脂肪蓄積でさらに大きくなり、それはやがて男性の目を惹《ひ》きつけてやまないセックスアピールの器官となったのだ。これが「不二子ちゃん＆グラビアアイドルの巨乳」だ。

そして、女性はエストロゲン感受性の部位的違いから、「出るところは出る」体型となり、ボッティチェリやルーベンスの絵に登場することになる。

糖質制限の唯一の問題点（?·）は、糖質摂取なしで「不二子ちゃんボディ」を維持できるかどうかである。たぶん、「肝機能に留意しつつ、果糖摂取で皮下脂肪を維持」すれば、不二子ちゃんは糖質制限しつつ、グラマラスボディを維持できるはずだ。

8. ヒトはどこでボタンを掛け違ったのか——人工物の甘味という罠

ヒトはなぜ、穀物という、栄養もなく健康を損なうものを食物と判断したのだろうか。ヒトはどこでボタンを掛け違ったのだろうか。

理由は単純で、哺乳類の脳には、〈甘味のあるもの〉＝〈食べていいもの〉と判断するプログラムが組み込まれていたからだ。だから、穀物に出会ったヒトは、それを食物と判断したのだ。

多くの哺乳類は、口にしたものを飲み込んでいいかどうかを、「苦味と酸味は食べない／甘味は食べていい」と味覚で判断している。苦味は植物アルカロイドなどの毒の味であり、酸味は腐敗した肉の味だ。つまり、苦味と酸味は「避けるべき味／避けなければいけない味」なのだ。

ちなみに、甘味は果実に含まれる果糖の味だろう。果糖は血管内に入ると組織障害性があるため、肝臓で速やかに分解されて中性脂肪に変わって脂肪細胞に取り込まれる（これは他の毒物全般に対する反応と同じ）。つまり、肝機能が正常であれば、果糖は備蓄エネルギー源となる。

従来は「甘味はエネルギーとなるブドウ糖の味」と解釈されてきたが、これには無理がある。農耕開始以前の地球では、ブドウ糖は植物にごくわずかに含まれる物質に過ぎなかったし、たとえ摂取してもわずかなエネルギーしか得られなかったからだ。

それに対し果糖は、果実に多く含まれ、一ヶ所に多数の実がなるため、まとまった量が摂取でき、脂肪を貯めるには好都合なのだ。また、ヒトはブドウ糖より果糖の甘さに敏感に反応するが、これも果糖が本来の甘味物質だとすると説明が付く。

ヒトは誕生以来「苦味と酸味は食べない／甘味は食べていい」を唯一の食べ物判定基準としてきたと先ほども述べたが、これで全く問題は起きなかったのだ。

だが、ヒトが火を使うようになってから、状況が微妙に変わっていく。時期としては最終氷期の最中で、前頭連合野が十分に発達して、火という気まぐれで危険極まりない道具をうまく使えるようになった時だ。

おそらく、最初は好奇心から肉を加熱してみたのだろうが、それが生肉同様に食べられることを発見する。この「加熱したものも食べられる」という発見が、「ヒトの食」の方向性を捻《ね》じ曲げていったと考えられる。

そして1万2000年前、最終氷期の終了に伴う植生の変化（針葉樹林から広葉樹林へ）があり、地中海東岸のヒトは、ここでさまざまな種類の堅果類に初めて出会うが、脂肪が多いピスタチオやアーモンドの実は、生で食べられて「苦味と酸味がない」ことから、食物と判定された。これらの堅果類は一度に大量の実を付けるため、移動せずに一ヶ所に留まるグループが出現し、定住生活の第一歩となった。

だが、デンプンの多いドングリはそのままでは不味かった。おそらく、面白半分に加熱してみたチャレンジャーがいて、加熱すると食べられることを発見し、しかも噛んでいるとほのかに甘くなった。甘さは食べ物のサインだ。つまり、加熱することで新しい食べ物を創り出せる可能性が見えてきた。これで食料が増え、定住期間はさらに延びていった。

だが、定住化により人口が増加し（主な要因は乳児期死亡の減少）、次第に食料が不足してくる。遊動生活であれば、移動すれば食料不足は解決するが、何世代も定住すると、移動生活のノウハウは失われていく。移動生活のノウハウは、移動生活の中で受け継がれるものだからだ。だから彼らには、定住しつつ生き延びるしか選択肢はなくなり、何がなんでもその地で食料を調達しなければならなかった。

追い詰められた彼らには、「加熱」という武器があった。何しろ「加熱」は、食べられなかったものを食料に変える「魔法の杖《つえ》」なのだ。おそらく、さまざまな植物を加熱してみたはずだ。

そして、ヤギの餌だった草の穂を熱した時に、奇跡が起こる。加熱した草の穂は食べることができ、しかもほのかに甘かったのだ。もちろん、甘さは食べ物であることを意味する。それがコムギだった。しかも、肥沃《ひよく》な三日月地帯は原種コムギの原産地であり、他の植物を圧倒して群生していた。これで草原は巨大な食糧庫に変身し、食料不足は一気に解消した。

さて、「ボタンの掛け違いの時期」という最初の命題に戻ろう。掛け違いは、1万2000年前に加熱したドングリ（デンプン）を口にして、「甘いので食べていい」と判断したその瞬間だったのだ。

この「甘味は食べてよい」は、あくまでも自然界の産物に関する法則であり、「人工物」は適応外だったのだ。事実、毒を持つ人工物には、甘味を持つものが少なくないのである（例：塩化ベリリウム、酢酸鉛《さくさんなまり》、クロロホルム、ニトロベンゼン、エチレングリコール）。

もちろん、1万2000年前のヒトには、自然のデンプンを加熱すると立体構造が変化して甘い人工物に変化することなど与り知らぬことだった。だから、1万2000年前のヒトはこのトリックに騙されて、加熱デンプンを食べ続けたのは無理からぬことだった。彼らは、いわば、無知ゆえに騙されたのだ。

だが、1万2000年後のヒトも、このトリックを見破れずにいる。ヒトは1万2000年経っても、この点に関しては無知なままだった。それどころか、医学は、このトリックが正しいことを大前提にした理論体系・治療体系を構築し、さらに、大多数の人間は「甘いものは脳の栄養／体のエネルギー源」と信じ込んでいる。

そして、本来は植物を食べないはずの肉食動物でさえ、加熱した穀物（デンプン）を与えれば食べるようになるため、そうした餌を与えている（ほとんどのドッグフードやキャットフードは穀物入りだ）。

これまで、さまざまな「植物が動物に仕掛けた罠《わな》・トリック」を見てきたが、結果的にはこの「加熱すると食べられるようになる／甘くなる」というトリックは、植物の深慮遠謀《しんりょえんぼう》の最たるものという気さえしてくる（もちろん、植物に脳はないが……）。

27億年前、シアノバクテリアは地球環境そのものを一変させた実績があり、植物の葉緑体はシアノバクテリアの一種が植物細胞と共生したものだ。そんな植物にとっては、「地球全体を酸素化したのに比べたら、動物・ヒトを操るなんてチョロいもの」なのかもしれない。

Ⅷ　エピローグ

これまでに経験したことのないような

２０１２年７月12日、気象庁予報部は「記録的な大雨に関する情報」を発表したが、その中で気象庁は「これまでに経験したことのないような大雨」という表現でその危険性を訴えた。

しかし、今年（２０１７年）になってから、私たちは何度、「これまでに経験したことのないような大雨」という言葉を聞いたことだろうか。日本はいつの間にか、未曾有《みぞう》の大雨が年中行事のように降る世界になっていたのだ。

「これまでに経験したことのないような」とは、過去の経験の積み重ねが役に立たない、過去の経験を基に判断・行動してはいけない、ということと同義である。つまり日本の気候は、過去の知識のコピペ（コピー＆ペースト）では対応できなくなったのだ。

では、過去の知識のコピペだけで生きていける世界はあっただろうか。

じつは、人類５００万年史の大半はそうだったのだ。

過去の経験だけで生きていけた頃

過去の経験・体験から学んだことのコピペだけで生きていける世界とは、昨日と同じことが今日も繰り返され、それが明日も続く世界だ。判で押したような日々が延々と繰り返される生活だ。そういう日々が10年、20年、１００年、２００年と続くなら、過去の生活から学んだ知恵だけで生きていける（というか、それ以外の知識は不要となる）。それが、今から５万年前以前の先史時代である。

５００万年のうちの大半（４９５万年間）、ヒトは移動しながら昆虫や小動物を採集しては食べ、頻繁に性交しては集団の結束を高め、ヒョウなどの天敵が襲ってきたら集団で追い払う、という日々が繰り返される世界で生きていた。それ以外の出来事はなく、同じような日々が延々と繰り返された。まさにコピペで生きていける世界だった。そういう日々を数百万年間、何万世代も続けてきたのが先史時代のヒトだ。

過去の経験だけでは生きていけない世界へ

だが、7万年前にヒトは採集生活から狩猟生活に移行する。採集には道具は不要だったが、狩猟にはさまざまな道具（槍《やり》、矢、銛、罠など）が必要となり、大きな獲物の解体にはナイフなどの専用の道具も必要となった。また、大型獣を獲物とするには、動物の習性を学び、行動を分析し、狩りに必要な道具を設計・作成し、狩りの計画を立てなければならなかった。

この時、それまでの採集生活で積み重ねられた知識は活かされなくなった。そして、新たな動物をターゲットにしたり、新たな道具を開発するたびに、知識はリセットされ、ゼロから始めるしかなくなった。これが「かつて経験した知識だけでは生きていけない時代」の幕開けである。

さらに、1万年前に農耕が始まり、「植物を育てて食物にする」時代となると、採集生活、狩猟生活の経験はまた活かされなくなり、知識を活かす場も狭まっていき、行きていくためには知識をリセットするしかなかった。野生動物の家畜化が始まると、再度知識のリセットが行なわれた。

ヒトが集まって暮らすようになり都市が形成された時も、知識はゼロからのスタートとなった。同様の現象は、最初の都市国家が形成された時も、最初に青銅器作りを始めた時も、最初に都市国家間の戦争が勃発した時にも起きた。

「これまでに経験したことのないような事態」は、産業革命以後、さらに頻度を増すことになる。発見・発明は、次なる発見・発明を誘発し、自己増殖していくからだ。

次々と新しい機械が発明されるたびに、その使用法を学ばなければならないし、大量の人間をまとめて高速で移動させる交通手段が発明されると、言葉も風習も信じる神も異なる集団との接触が増え、それまでの仲間内でのコミュニケーションの経験は通用しなくなった。新しい機械や制度、職業が生まれるたびに、「かつて経験したことのない事態」に直面することになり、「これまで経験のない出来事」に遭遇する頻度は、時代が下るほど増し、同時に、古い知識や技術が陳腐化する速度はどんどん速まっていく。

2：6：2の法則

では、この「前例が通用しない世界、変化が連続する社会」を、ヒトは快適に感じているのだろうか、不快に感じているのだろうか。

前述の「2：6：2」（あるいは「2：8」）の法則、あるいは冒険家遺伝子（DRD4-7R）の出現頻度からすると、変化を好むのは集団の2割であり、残りの8割は基本的に変化を好まないことになる。

つまり、人間の多数派は、「前例が通用する／前例踏襲で生きていける」社会を快適に感じ、「前例が通用しない」現実社会を不快に感じていると考えられる。

したがって8割のヒトの脳は、変化が連続して前例踏襲で行動できない社会に悲鳴を上げ、「変化のないもの」を求めているとしても不思議はない。

原理主義の台頭を支えたもの

この欲求に応じるように登場したのが、「聖典（経典）に立ち返れ」と説くキリスト教原理主義、イスラム教原理主義などの原理主義宗教ではないだろうか。

変化の目まぐるしい現代社会で、最も変化がないものといえば宗教だ。各宗教の教祖の教えと聖典（経典）は、宗教成立時以来、変化していないからだ。

しかし、宗教といえども現実社会の影響は避けられないし、現実社会と適合しない戒律も次第に表面化してくる（たとえば、各宗教の食のタブーは、宗教成立時には合理的意味合いを持っていたが、やがて合理性を失い意味不明のものとなったと考えられている）。

現実社会の変化に伴う宗教の変化は、ある意味、合理的変化ともいえるのだが、一部の信者から見れば、「現実への迎合」であり、「堕落《だらく》」と映る。

この時に生まれたのが、「世俗化された宗派に対する反対」と「聖典の無謬性《むびゅうせい》の主張」を特徴とする原理主義ではないだろうか。

原理主義という言葉が最初に登場するのは、1920年代のアメリカだ。この時代は「狂騒（狂乱）の20年代」と呼ばれていて、製造業の発展と大量消費、さまざまな発見・発明が相次ぎ、アール・デコ芸術が頂点を迎え、ジャズが普及した時代だ。人々は爛熟《らんじゅく》した文化に酔い痴れ、社会はあてどころなく彷徨《さまよ》うローリングストーンと化した。そんなアメリカ社会へのアンチテーゼが原理主義だったとされる。

アメリカという国を建国まで遡るとわかるが、アメリカは本来、イギリスから追い出された「ピューリタニズムというカルト宗教」の信者が、信仰のために作った宗教的人工国家なのだ（ちなみに、キリスト教の本家本元であるカソリックからすると、プロテスタントはカルト教団であり、プロテスタントからすれば、ピューリタニズムはカルト宗教となる）。

カルトの特徴の一つが「聖典絶対視」であり、聖典回帰を訴える原理主義はアメリカ特有の宗教心の琴線に触れたのかもしれない。

いずれにせよ、狂乱の1920年代に疲れ果てた（一部の？）アメリカ人にとって、2500年変わらぬ聖書（旧約聖書の成立は紀元前5世紀）は、未来永劫変わらない普遍的真理であり、現代社会で唯一安らげる場になったのではないだろうか。

一方、イスラム原理主義が世界の表舞台に登場するのは、1979年のイラン革命だ。当時のイランのパフレヴィー朝は、アメリカの支援を受けて工業化に邁進《まいしん》し、政治と文化の世俗化を進め、イスラムの伝統を捨てて男女同権を進めた。

世俗化・アメリカナイズされた生活を享受する国民がいる一方で、古き良きイスラム文化の伝統のもとに生きていた人々は、この変化を苦々しく思っていたことだろう。そしてアーヤトッラー・ルーホッラー・ホメイニーがクルアーン（コーラン）への原点回帰を呼びかけ、多くのイラン国民が賛同して、イラン革命が成功したとされる。

「古き良き伝統を守ろう」と訴え、議席を伸ばしているヨーロッパ先進国の愛国主義的政党（例：フランスの国民戦線）も、このバリエーションと考えることができるかもしれない。古い歴史と古い伝統文化を持つ国にとって、国家と伝統文化は「変わらぬもの」となるからだ（逆に、歴史が浅かったり歴史感覚の薄い国では、原理主義的宗教に安定を求めるのかもしれない）。

植物は無尽蔵のATMではなかった

アントーニ・ファン・レーウェンフックが顕微鏡で微生物を観察したのが１６７４年、アイザック・ニュートンが『プリンキピア』を出版したのが１６８７年だ。それからたった10世代で、われわれは幹細胞や遺伝子を自在に扱い、太陽系の果ての鮮明な画像やビッグバン直後に誕生した銀河さえこの目で見ようとしている。

ヒトの脳がどれほど凄まじいスピードで新たなものを生み出してきたかがわかる。何しろ私たちは、３００世代（＝約１万年）前までは石器時代だったのだ。
しかし、そんな中で、「ヒトの食」は１万年前からほとんど変化していない。動植物を採って食べるか、植物で育てた動物を食べるか、の２つしかないのだ。つまり、生命の基礎中の基礎である「食と食材」に関しては、何も変わっていないといえる（食に関して変わったのは、調理器と調理方法くらいだろう）。

そして植物は、水さえ与えれば文句も言わずに育つため好都合だった。だからヒトは、「食」を植物に丸投げ・全面依存し、その結果生まれた余力を他の分野の進歩と発展に振り分けることができた、という見方も可能だろう。植物はいわば打出《うちで》の小槌《こづち》、無限に引き出せるＡＴＭだったのだ。そして事実、植物というＡＴＭは、望むままに食料を提供してくれた。

その結果、人類文明は１万年以上にわたって進歩・発展を続けた。１万年といえば、ヒトの一生から見れば「無限」同然のタイムスパンであり、その繁栄は永遠に続くように感じられた。

だが、そこには誤算が２つあった。１つはヒトの増殖には歯止めがなく、食料がなくても増え続けること。そしてもう１つは、無限に食料を生み出してくれるはずの植物（穀物）が、限りのある資源（土壌と淡水）に立脚していたことだ。

人類文明の陰の主役

27億年前に地球環境を激変させたシアノバクテリアは、その後も何度か爆発的に増殖した。その最大のものは今から1億年前のもので、原因は火山噴火の活発化だった。マントルからの熱エネルギーの噴出（マントル・プルーム）により火山が次々に噴火し、地殻に閉じ込められていた大量の二酸化炭素がマグマとともに噴出したのだ。

二酸化炭素濃度が一気に増加したため、生物の多くが絶滅したが、シアノバクテリアにとっては願ってもない異変だった。シアノバクテリアは光合成も窒素固定もでき、自前でエネルギーと栄養を調達できたからだ。競争相手のいない海で、シアノバクテリアは我が世の春を謳歌する。

その結果、巨大な赤潮が発生し、海は腐臭を放つ腐海と化した。この赤潮は、火山活動が落ち着くまでの数十万年間続いたと考えられている。

やがてシアノバクテリアの死骸は海底に厚く降り積もり、プレートテクトニクスにより移動して海底地殻となり、地底で高い熱と圧力により炭化水素に変化した。それを私たちは石油と呼んでいる。

石油は石炭よりエネルギー密度が高く、常温・常圧で液体であるため、運搬にも貯蔵にも都合がいい。また、プラスチックなどのさまざまな工業原料となる。

あなたの身の回りを見回して欲しい。石油と完全に無関係のものは幾つあるだろうか。まさに、現代文明・現代社会は、石油なしには成立しないのだ（これは、石炭はあるが石油のない世界を想像してみるとわかる）。

つまり、もし1億年前の火山噴火が小規模だったら、赤潮も小規模止まりとなり、人類文明は石炭文明止まりだったことになる。その場合、発見と発明のテンポは19世紀（石炭文明の時代）と同程度のままで、社会の変化のスピードも緩やかで、人口も19世紀と同程度の増加率（年平均増加率0・4〜0・5％程度）だった可能性が高い。

ちなみに、その石炭にしても、古生代（石炭紀、二畳紀）や中生代（三畳紀、ジュラ紀、白亜紀）の植物（リンボク、ロボクなど）が地中で変化したものだ。

つまり、人類文明は、その黎明期《れいめいき》から現在に至るまで、シアノバクテリアとその末裔（植物の葉緑体はシアノバクテリアと考えられている）を利用することで走り続けてきたのだ。

要するに、食料もエネルギー源も材料も、全て「シアノバクテリアとその末裔」に丸投げ状態、全面依存状態だ。はっきりいえば「おんぶに抱っこ」である。

その意味で、人類文明は最初からセーフティネットが極めて脆弱だったといえる。「シアノバクテリアとその末裔」に異常が発生した場合のバックアップ・システムがないからだ。

宇宙という実験室

なぜ、生命が誕生したのだろうか。私は、宇宙全体で有機物などの複雑な分子を作る実験が行なわれ、その過程で一部（?）の惑星に生命体が誕生したのではないかと想像している。もちろん、根拠レスの妄想に過ぎないが……。

ビッグバンから恒星系誕生までの歴史は、物質生成の歴史、物質生成実験の歴史ともいえる。つまり、宇宙は実験室だったのではないだろうか。

ビッグバン直後は素粒子すら存在できない状態だった宇宙で、ビッグバンから1万分の1秒後には陽子や中性子が形成され、さらに数十万年後には原子核が電子と結合できるようになり、水素原子やヘリウム原子が誕生する。水素やヘリウムは、万有引力に従って次第に集まって巨大なガス塊を形成し、原子銀河が形成される。さらに、原子銀河の中で恒星が生まれ、中心部では核融合が始まり、やがてそれは原子恒星系を形成することとなる。太陽系でいえば50億年前のことだ。

太陽の8倍以上の質量を持つ巨大恒星では、恒星内元素合成で鉄（原子量56）までの元素が作られ、これが超新星爆発を起こすと、巨大なエネルギーにより鉄からカリホルニウム（原子量245）までの元素が合成されると考えられている。つまり、カリホルニウムまでの元素は、この実験室で作ることができる。

では、これらの元素同士の結合で作られる分子はどうか。

星間空間で見つかるのは、ほとんどが水素分子だ。隕石から有機物が発見されることがあり、アミノ酸（アラニン、グルタミン酸、グリシンなど）やDNAの塩基の一部が発見されていて、「アミノ酸などの有機物は宇宙から飛来して生命が誕生した」と考える専門家も多いが（これをパンスペルミア説という）、発見される有機物の濃度は極めて低く、宇宙空間では有機物は作れるものの、効率が良くないことを示している。

そこで（?）、有機物合成実験は宇宙空間から惑星に舞台を移し、誕生したばかりの惑星を舞台に、電磁波、熱エネルギー、高圧などによる有機物合成実験が始まった。

太陽系では微惑星を惑星に衝突させる実験が行なわれ（これが、42億年前の海王星の軌道変化による後期重爆撃)、微惑星は地球だけでなく火星、金星、月にも容赦なく降り注いだが、有機物が作られたのは表面を海が覆っていた地球だけで、火星と金星と月は実験から脱落した。

有機物合成実験に成功した系外惑星（太陽系の外に存在する惑星）も多数あったと思われるが、多くの場合、有機物は分解されて元の小さな分子に戻り、実験は打ち切りになった。地球では有機物は粘土と結合して分解を免れ、プレートテクトニクス開始により地殻深部の実験室に運ばれた。

その後、存続した実験室のごく一部（?）で、複雑な有機物が安定して大量に作られるようになる。これが生命体が誕生した惑星であり、地球もその一つだった。生命体はタンパク質や核酸などの複雑な分子を合成したからだ。

以後、実験の場は惑星から生物に舞台を移す。ちなみに、この実験をスムーズに進行させるために、地球型生命体に付与されたのが、「個体数を増やす」というセントラルドグマだったのかもしれない。

宇宙全体の実験室はさらに絞られて、生命体は惑星ごとに異なった進化の道を進むこととなったが、いずれの生命体もサイズは細菌程度（1ミクロンほど）だったはずだ。細胞内の物質輸送システムがなく、物質輸送は拡散に頼るしかないため、サイズを大きくできないからだ。

ほとんどの惑星では生命体は細菌止まりだったが、地球だけは例外で、さらに多くの種類の有機物を作るようになった。真核生物が誕生し、後に多細胞生物に進化したからだ。

地球では、古細菌（メタン生成菌）と真正細菌（α - プロテオバクテリア）という全く異なった生物（細胞核タンパク質も細胞膜の組成も異なる）の共生から真核生物が生まれたが、これ以外の古細菌と真正細菌の共生からは真核細胞は生まれなかった。膨大な数の古細菌と真正細菌の組み合わせ実験で、ただ1つだけが真核細胞に進化できたのだ。

つまり、「細菌／細菌のようなもの」が誕生した系外惑星はあっても、細胞核や細胞膜の異なった生物に分化していなければ、真核生物が作られることはないのかもしれない。従って、「細菌レベルの生命体が生息している惑星」はあっても、「真核生物（多細胞生物）が生存する惑星」は、地球以外には存在しないと考えられる。

この時点で、地球は「有機物合成実験」で宇宙トップに躍《おど》り出て、以後、この実験は地球の独擅場《どくせんじょう》となる。すなわち、植物は次々に複雑な物質を作って捕食者を撃退しようとし、動物はそれをかい潜《くぐ》って植物を捕食することで、「植物がより複雑な分子を作る機能」を向上させた。

つまり、多細胞生物が動物と植物に分離したことにより、地球での「有機物合成実験」はさらに加速したことになる。

液体の水と気体の酸素

天文学では、生命が住める惑星（habitable zone）として「液体の水が存在する惑星探し」が盛んだが、私はこれは無意味と考えている。現在の地球環境は「生命が住める」環境だが、「生命が誕生する」環境ではないからだ。

液体の水があれば生命が誕生するのなら、地球では現在も次々に新型生物が誕生しているはずだが、そのような生物は見つかっていないのだ。地球上で見つかる生物は、遺伝子構造も遺伝子複写方法も細胞の基本構造も全て共通していて、これは全ての生物は38億年前に誕生した1種類の生命体の子孫であることを示している。

要するに、地球で生命誕生は、ただ一度しか発生しなかった特異的現象であり、生命誕生には「液体の水」は必要条件だが十分条件でないことを示している。

生物の生息環境としての地球の特徴は「液体の水、気体の酸素」に要約できる。このうち、「液体の水」は大気温が0℃〜100℃の範囲内にあればいいだけなので、宇宙には液体の水を持つ惑星は少なくないと思われる。

難しいのは「気体の酸素」だ。酸素は、酸化できる相手がいれば見境なく化合物を作るアグレッシブな物質であり、わかりやすくいえば、女性を見れば誰かれ構わず声をかけてナンパするプレイボーイみたいな物質だ。地球の多細胞生物は全て酸素呼吸をしているが、これらが安定的に酸素呼吸を続けるためには、安定した酸素濃度が維持されていなければならず、それには「酸素を発生するシステム」が休むことなく連続稼動している必要がある。

初期の地球でその役目を果たしたのは、シアノバクテリア（酸素発生型光合成細菌）だが、じつは酸素発生型光合成細菌はかなり特殊な生物なのだ。地球の光合成細菌の大部分は「非酸素発生型光合成細菌」であって、酸素発生型光合成細菌はシアノバクテリアに限られるからだ。

このため、シアノバクテリアは非酸素発生型光合成細菌のどれかから数段階の変異を経て誕生したと考えられている。つまり、宇宙のどこかの系外惑星で非酸素発生型光合成細菌が誕生することはあっても、自動的に酸素発生型光合成細菌に進化するわけではなく、多段階の変異が必要なのだ。つまり、地球が「酸素の惑星」になったのは、多段階の突然変異の結果であり、同様の突然変異が他の惑星の生命系でも起こるとは考えにくいのだ。

以上から、「液体の水と気体の酸素がある星」は地球以外には存在しないと考えられる。つまり、地球の多細胞生物が生きていけるのは、全宇宙の中で地球だけなのだ。地球を飛び出して「宇宙の果てまで行ってみたい」と夢想するのは楽しいことだが、結果は「宇宙の果てまで行って窮《きゅう》（……某人気テレビ番組のタイトルに似ていることに気が付かないフリをしていただきたい）」だろう。

要するに、ヒトを含めて地球の多細胞生物には逃げ場はないし、大気圏より外側でヒトが恒常的に暮らすことは不可能なのだ。どうやらこれが厳然たる事実らしい。

未知の難問

20世紀後半の環境汚染が問題になり始めた頃、「環境汚染で地球に住めなくなったら、宇宙のどこかに移住すれば問題解決」と考える人がいた。本当に住めなくなるまでにはしばらく時間がかかるだろうし、その頃には科学の発達で宇宙に簡単に行けるようになっているはず、と楽観していたからだ。
だが、どうやらそんな悠長なことは言っていられないようだ。人口の爆発的増加と食料事情の悪化がヒトの生存を脅かしつつあるからだ。しかもそれは、遠未来ではなく近未来なのだ。

現在、世界の穀物生産量はほぼ限界に達していることは明らかだ。その根拠は次の2点。

・20世紀末から耕地面積は増えていない（未耕作地はほとんど残っていない）。
・品種改良や化学肥料の改善にもかかわらず、20世紀末から穀物と大豆の反収《たんしゅう》（一反〔約10アール〕あたりの収穫量）は減少している。

これまでは、耕地面積を増やすか、化学肥料を増やすか、品種改良で収量を増やすかで食料を増産できたが、もうその神通力は消え失せたのだ。これまで、植物（穀物）はさまざまなヒトの要求に応えてきたが、もう「無い袖は振れない」状態になっているらしい。つまり、穀物が養えるヒトの数には限界があるのだ。

では、穀物で生きていけるヒトの数の上限はどのくらいだろうか。現在の穀物生産量から計算すると、「全ての人類が穀物のみを食べ、生産した穀物は全てヒトの食料とし、一日の摂取カロリーを２０００キロカロリーに制限」という厳しい条件下でも、１１２億人である（『「地球のからくり」に挑む』大河内直彦、新潮新書のデータから試算）。全人類が「一日ニ玄米四合ト　味噌ト少シノ野菜ヲタベ」という生活に徹したとしても、１１２億人が限界なのだ。

現在の世界人口は74億人と推計されているが、国連の推計では、遅くとも２１００年には１１０億人に到達、となっている（それより数十年早く到達、という予測もある）。そして、現在の科学技術から考えると、２１００年までに他の惑星に移住できるロケットは作れそうにないし、ロケットを作れたところで「水と酸素のある惑星」はどこにもない。

このような現実を踏まえると、ヒトの生き残り策の選択の幅はあまり広くないように思われる。

ヒトの主たる食料は動物と植物、という原則は２１００年までは変わらないだろうし、変えられないだろう。だからヒトは、地球上の植物と動物のうちから最も効率的に食料となるものを選択するしかない。

植物ではやはり、当分は穀物を中心にするしかないだろう。糖質が多く、他の栄養に乏しいという欠点はあるが、太陽エネルギーを化学エネルギーに転換する能力の高さは他の植物の追随《ついずい》を許さないからだ。その上で、他の嗜好品植物の栽培を止め、代わりに窒素固定能力がありタンパク質の多いマメ科植物を栽培するのがベストかもしれない。

動物では、恒温動物（牛、豚、鶏など）の飼育から、変温動物（昆虫など）の飼育に転換することが絶対に必要だ。一般に、牛肉1キロ、豚肉1キロ、鶏肉1キロの生産には、穀物はそれぞれ11キロ、7キロ、4キロが必要だといわれているが、これはあまりに効率が悪過ぎる。恒温動物では体温の維持のために基礎代謝の7割が使われ、餌《えさ》に含まれるエネルギーの多くは熱となって失われるからだ。

その点、変温動物は体内で熱をあまり作らないため、多くの餌を必要としない。変温動物には、無脊椎動物、魚類、両生類、爬虫類があるが、飼育の容易さと餌がヒトと競合しない点で昆虫が最右翼だろう。その体はタンパク質と脂質に富んでいて理想的であり、宗教的タブーの対象でもない。そして何より数が多く（ヒト70億人の合計体重と、世界中のアリの合計体重はほぼ同じという推計があるくらいだ）、少なくとも計算上は数十億～100億人分のタンパク質は昆虫で賄《まかな》えそうだ。

そして先進国もようやく、1万年間忘却していた食材としての昆虫の重要性に気が付き始めたようだ。近未来に待ち受けている「これまでに経験をしたことがない」事態の前には、昆虫以外に選択の余地はないことは明らかだからだ。

実際、アメリカ西海岸では、２０１５年頃から食用コオロギがスタミナ食としてヒットして、アメリカ各地でコオロギの養殖農場が作られているし、国連も「世界の食糧危機を救う食材」として、昆虫食を推奨している。さらに、２０１８年1月1日から、ＥＵでは昆虫食の取り引きが自由化されることが決まっていて、昆虫食を取り巻く環境は、急速に変化しているようだ。

いずれにせよ、地球以外にヒトが生きていける星がない以上、生存のための現実解は現在の地球環境から引き出すしかない。

思い起こしてみると、20世紀は幸せな時代だった。21世紀中には普通の人も宇宙旅行を楽しめるようになると想像していたし、タイムマシンで過去や未来に連れて行ってくれるネコ型ロボットも22世紀には完成しているはずだった。科学技術の発展に限界はなく、人類の進歩は未来永劫続くと誰もが信じて疑わなかった。

だが、限界は思わぬところにあった。あと80年で、地表で栽培できる穀物の最大量にヒトの人口増加が追いついてしまい、「穀物（糖質）に頼ろうにも頼れない」日が到来する。

そうであれば、世界総人口が穀物が支えてくれる限界を突破する前に、「穀物（糖質）からの独立宣言」をする方がスマートだし、穀物（糖質）に未練がましくしがみつくより格好いい。そして何より、独立宣言が早ければ早いほど、最悪の事態を回避できる可能性は高くなる。

われわれの前頭連合野はさまざまなデータを統合して、「穀物を主体とする食生活はもう続けられない」という結論を導き出した。それはまさに、過去の経験が役に立たない事態であり、1万年間歩き慣れた道はもう未来に通じていないことを指し示している。

1万年前の冒険家遺伝子（DRD4-7R）を持つチャレンジャーは、「デンプンを加熱して食べる」という未知の試みに挑戦して成功し、それをベースにして人類文明が勃興《ぼっこう》した。穀物の食料化の試みは1万年間にわたり人類に恩恵を授けてくれたが、ついに限界に達したのだ。この食習慣を続ける限り、ヒトは穀物と共倒れだろう。1万年前の冒険者が見つけた広々とした道がじつは行き止まりであることがわかるまで、1万年を要したのだ。

こんな状況を打ち破ることができるのは、新奇なモノを好み、新しいことにチャレンジするのが好きなDRD4-7Rを持つ冒険野郎だけだ。1万年前の冒険者が新しい道を見つけて歩き出したように、今度は1万年後の冒険者たちが道なき荒野に足を踏み入れ、新しい道を見つける番だ。

そしてそれこそが、人類史における冒険家遺伝子ＤＲＤ４－７Ｒを持つ者の役割であり、使命なのだ。

夏井睦（なついまこと）

1957年秋田県生まれ。「なつい キズとやけどのクリニック」（東京都江東区 http://www.natsui-clinic.jp/）院長。東北大学医学部卒業。東北大学医学部附属病院を経て、相澤病院、石岡第一病院、練馬光が丘病院で「傷の治療センター」長。2001年、消毒とガーゼによる治療撲滅をかかげ、インターネットサイト「新しい創傷治療」（http://www.wound-treatment.jp/）を開設。湿潤治療の創始者として、また糖質セイゲニストとして、誤った常識を非常識に変えるべく発信を続けている。趣味はピアノ演奏。著書に『傷はぜったい消毒するな』『炭水化物が人類を滅ぼす』（以上、光文社新書）、『キズ・ヤケドは消毒してはいけない』（主婦の友社）、『これからの創傷治療』（医学書院）、『創傷治療の常識非常識』（三輪書店）など多数。

炭水化物《たんすいかぶつ》が人類《じんるい》を滅《ほろ》ぼす【最終解答編《さいしゅうかいとうへん》】 植物《しょくぶつ》vs.ヒトの全人類史《ぜんじんるいし》

2017年10月20日初版1刷発行

著　者 —— 夏井睦
発行者 —— 田邉浩司
装　幀 —— アラン・チャン
印刷所 —— 堀内印刷
製本所 —— ナショナル製本
発行所 —— 株式会社光文社
東京都文京区音羽1-16-6(〒112-8011)
http://www.kobunsha.com/
電　話 —— 編集部03(5395)8289 書籍販売部03(5395)8116
業務部03(5395)8125
メール —— sinsyo@kobunsha.com

落丁本・乱丁本は業務部へご連絡くだされば、お取替えいたします。
 ISBN 978-4-334-04317-9

908
成功者が実践する「小さなコンセプト」
野地秩嘉

売れた物を毎日記録した柳井正、客を見ることを忘れない新浪剛史、一日も休まずコラムを綴る松本大、作詞のために酒をやめた秋元康…。人気作家が引き出す一流たちの血肉の言葉。

978-4-334-04314-8

909
テロvs.日本の警察
標的はどこか？

今井良

いま、ヨーロッパを中心に世界中でテロが頻発している。日本に暮らす私たちも、テロと決して無縁ではない。民放テレビ局で警視庁担当記者を務めた著者が、テロ捜査の最前線を描く。

978-4-334-04315-5

910
小説の言葉尻をとらえてみた
飯間浩明

小説の筋を追っていくだけでなく、ことばからも楽しむ——。『三省堂国語辞典』編集委員のガイドで、物語の中で語られることばの魅力に迫っていく、異色の小説探検。

978-4-334-04316-2

911
炭水化物が人類を滅ぼす【最終解答編】
植物vs.ヒトの全人類史

夏井睦

前作で未解決だった諸問題や、「糖質セイゲニストの立場から生命史・人類史を読み直す」という新たな試みに挑む。19世紀的知識の呪縛とシアノバクテリアの支配から人生を取り戻す。

978-4-334-04317-9

912
労働者階級の反乱
地べたから見た英国EU離脱

ブレイディみかこ

トランプ現象とブレグジットは似て非なるものだった！ 英国在住、労働者のど真ん中から発信を続ける保育士兼ライターが、常に一歩先を行く国の労働者達の歴史と現状を伝える。

978-4-334-04318-6